EL ▮LIBRO▮ COMPLETO DE LA

medicina
energética

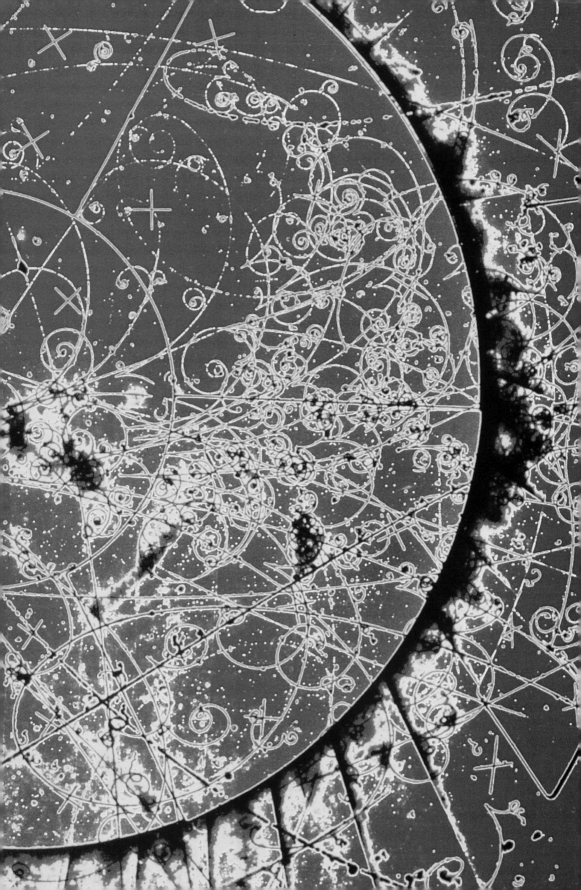

EL LIBRO COMPLETO DE LA

medicina
energética

Una guía innovadora sobre 40 técnicas
empleadas en las medicinas alternativas.
Utilización de la energía interna
para complementar los tratamientos
convencionales

Doctora Helen E. Dziemidko
Prólogo de Hazel Courteney

BLUME

BLUME

Título original:
The Complete Book of Energy Medicine

Traducción:
Margarita Gutiérrez Manuel
Médico homeópata

Diseño e ilustración de la cubierta:
Escletxa, Barcelona

Coordinación de la edición en lengua española:
Cristina Rodríguez Fischer

Primera edición en lengua española 2002

© 2002 Naturart, S.A. Editado por BLUME
  Av. Mare de Déu de Lorda, 20
  08034 Barcelona
  Tel. 93 205 40 00   Fax 93 205 14 41
  E-mail: info@blume.net
© 1999 Gaia Books Limited, Londres
© 1999 del texto Helen E. Dziemidko

I.S.B.N.: 84-8076-409-0
Depósito Legal: B.51.112-2001
Impreso en Egedsa (Sabadell, Barcelona)

CONSULTE EL CATÁLOGO DE PUBLICACIONES *ON-LINE*
INTERNET: HTTP://WWW.BLUME.NET

Precaución Las ideas, técnicas y sugerencias
que se presentan en este libro tienen una utilización que
corre por cuenta y riesgo del lector. Siga siempre las notas
y advertencias proporcionadas, y consulte siempre con su
médico si tiene dudas sobre cualquier situación de malestar
o enfermedad.

Dedicatoria

A las dos almas que nunca conocí y cuyas muertes me insuflaron nueva vida.

Cómo utilizar este libro

El objetivo de este libro es ayudar al lector a encontrar la terapia complementaria que contribuya a la recuperación de su salud.

Para entrar en materia, la **primera parte, Descubrir la energía**, nos guiará a través de las teorías acerca de la naturaleza de la curación (*¿Qué es la curación?*), tanto desde la perspectiva de la medicina convencional como de las medicinas alternativas, de las diversas teorías sobre la energía (*La física de la energía*), en su visión histórica y contemporánea, así como de las tradiciones occidentales y orientales (*Visiones tradicionales de la energía*), hasta las distintas formas en que se experimenta la energía (*Percepción de la energía*).

La **segunda parte, Terapias complementarias**, permite descubrir las 45 terapias complementarias más conocidas y ofrece una breve reseña sobre sus orígenes, el mecanismo de acción de la terapia en el delicado sistema orgánico, desde un punto de vista teórico y práctico, y explica qué se puede esperar al someterse a una sesión y para qué tipo de trastornos es más eficaz una determinada terapia.

La **tercera parte, Fichas prácticas de los trastornos más comunes**, mediante un sencillo formato de «sí» y «no», repasa los trastornos más habituales y ofrece una guía precisa sobre la terapia o terapias más beneficiosas para el paciente, sin perder de vista las alteraciones energéticas que se hallan en la raíz del problema.

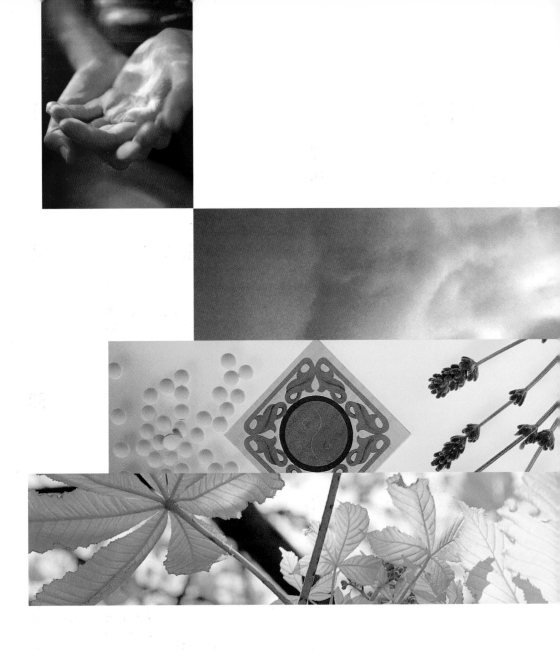

Contenido

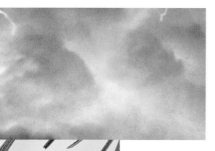

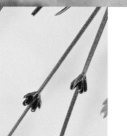

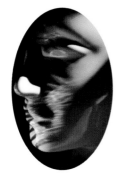

PRÓLOGO

Desde que, hace más de siete años, me convertí en una columnista sobre medicinas alternativas, he respondido a más de 50.000 preguntas acerca de la salud de los lectores. ¿Y cuál es la queja más habitual? La falta de energía. La energía es un elemento mucho más complejo que lo que la mayoría de la gente imagina. Los científicos saben desde hace tiempo que el cuerpo humano contiene millones de circuitos eléctricos encerrados en un protector físico y que cada célula sana emite su propia frecuencia armónica; pero si el organismo se encuentra en desequilibrio debido a una excesiva exposición a frecuencias disarmónicas, emitidas por los aparatos eléctricos, teléfonos móviles e incluso los alimentos «basura», puede aparecer la enfermedad. Ahora bien, en la medicina energética, cuando se vuelven a activar en el organismo las frecuencias armónicas correctas, éstas estimulan los procesos de autocuración. De ahí, por qué la medicina energética representa prácticamente el futuro de la ciencia médica. En Estados Unidos, algunos científicos han demostrado que si se somete a alguien a la frecuencia de la niacina (vitamina B3), aumentan sus niveles en el organismo. ¿Cómo es posible? A través de la energía y las frecuencias…, exactamente de lo que trata este maravilloso libro.

Estamos hechos de energía, de manera que tiene sentido pensar que la energía también puede sanarnos. Este concepto ha sido muy mal interpretado en los círculos de la medicina convencional occidental, pero gracias a médicos bien informados, como Helen Dziemidko, si se sabe dónde buscar, es plenamente accesible. La curación por imposición de manos, en la que la energía pasa desde el sanador hasta el campo energético del paciente, se ha utilizado durante siglos para conseguir el bienestar de las personas. Con regularidad se producen milagros, pero hasta el momento pocas personas han comprendido el motivo. En muchas ocasiones he entrevistado a pacientes tratados por la técnica curativa de imposición de manos. Algunos médicos convencionales han denunciado este tipo de sanación como «tonterías», pero en la actualidad hay más de 600 documentos científicos que demuestran que la curación energética es eficaz para la mayoría, incluso para los animales y los lactantes. Este libro nos pone al día sobre las últimas investigaciones; está escrito en un lenguaje comprensible tanto para el profesional como para el profano.

La doctora Dziemidko lleva 20 años trabajando
en el campo de las medicinas alternativas, por lo que está
ampliamente cualificada para ofrecer una clara visión
de la mayoría de las terapias complementarias y para
sugerir las apropiadas en el tratamiento de ochenta de
los trastornos más habituales, desde la artritis hasta el
eccema. Desmitifica muchos mitos asociados a las nuevas
técnicas de la medicina holística, que hoy en día se están
introduciendo en la medicina convencional.

El público busca desesperadamente nuevas formas
para prevenir la enfermedad y para curarse por sí mismos
sin la utilización de tantos fármacos, los cuales a largo
plazo casi siempre presentan efectos secundarios
negativos. Cada año, en el Reino Unido, un millón
de personas sufre un ingreso hospitalario a causa de
los efectos secundarios farmacológicos. Además, tanto
la medicina convencional como el público en general se
dan cuenta de que «más vale prevenir que curar», y los
días en los que cada trastorno recibía su pastilla llegan
lenta pero inexorablemente a su fin. En la actualidad,
muchos profesionales de la salud combinan la medicina
convencional con la medicina de las terapias alternativas
y la medicina de la nutrición, para ofrecer a sus pacientes
más oportunidades y permitirles que tomen el control de
su salud.

La vida está llena de oportunidades y, padezca
el trastorno que padezca, casi siempre existe una opción
más sana y menos agresiva. Si desea tomar parte activa
en el control de su salud, y tener más energía para
disfrutar de una vida feliz y satisfactoria, no podría haber
elegido nada mejor que la lectura de este libro.

Hazel Courteney es un premiado periodista
especializado en temas de salud, colaborador
de *The Sunday Times*.

INTRODUCCIÓN

Durante mis primeros días en la facultad de medicina me di cuenta de que la práctica de la medicina no era como yo la había imaginado. Los pacientes debían ser etiquetados necesariamente con una enfermedad conocida antes de considerar su tratamiento. Esto representaba pruebas, en general traumáticas, y tratamientos con frecuencia peores o sólo algo mejores que el propio curso natural de la enfermedad. Si no se hallaba ninguna enfermedad, se le decía al paciente que todo estaba bien, a pesar de que éste experimentara lo contrario.
Con frecuencia, los tratamientos aplicados, en su mayoría farmacológicos o quirúrgicos, eran inadecuados para el control de la enfermedad, o producían efectos colaterales inaceptables. Encontré la situación muy descorazonadora y estuve a punto de abandonar los estudios.

En la misma época tuve la suerte de descubrir la homeopatía y la reflexología. Estos métodos suaves y no agresivos de curación se presentaron ante mí como métodos más adecuados para el tratamiento de las enfermedades. Una vez licenciada en medicina, me interesé con mayor intensidad por las medicinas alternativas y tuve la oportunidad de estudiar junto al doctor Julian Kenyon en la práctica de la, por entonces emergente, ecología clínica (el diagnóstico y tratamiento de las alergias alimentarias y sustancias químicas). Más tarde, abrí mi propia consulta en Liverpool.

Encontré que las herramientas de la ecología clínica eran útiles aunque de eficacia limitada, de manera que me interesé por otros ámbitos como la nutrición y la psicoterapia y me formé como homeópata. Mediante la combinación de estos métodos parecía que podía sanar a las personas de una forma más completa, a pesar de que un número frustrantemente elevado de pacientes no mejoraba. Me intrigaba el motivo de este hecho.

Este problema me afectaba de manera personal y en mi trabajo, ya que yo tenía mis propios problemas de salud. En 1980 sufrí una rara enfermedad renal que me llevó a una insuficiencia y a un posterior transplante de riñón. Esta experiencia me permitió estudiar mi propio proceso de curación, y en 1990 deje de ejercer como médico para dedicarme a ello. Pasé tres veranos en el Omega Institute de Nueva York, donde tuve la oportunidad de conocer y trabajar con varios maestros destacados del movimiento de crecimiento personal. Ésta y otras experiencias en otros lugares permitieron mi enfoque y la comprensión del proceso de curación. Cuando volví al trabajo, lo hice como médico general en el Servicio Nacional de Salud del Reino Unido. En 1995, un segundo episodio de insuficiencia renal, seguido de un nuevo transplante, me hizo profundizar todavía más en mi propia experiencia de curación, sobre todo en su naturaleza pluridimensional.

Aunque de carácter eminentemente práctico e impersonal, este libro es un reflejo de los últimos veinte años de mi vida como médico, paciente y persona pluridimensional.

Doctora Helen E. Dziemidko

Primera parte
Descubrir la energía

Con una aproximación a las tradiciones médicas ancestrales y al conocimiento científico, la primera parte aborda las conflictivas cuestiones acerca de qué es la salud, qué es la energía y cómo se experimenta en el cuerpo la energía que es vida. Describe la naturaleza del sutil campo de energía que parece envolver nuestro cuerpo físico. Sólo así conseguimos empezar a comprender cómo podemos activar nuestra propia curación mediante la interacción con este campo energético. También se cuestionan las diferencias en la manera de abordar la curación de la medicina convencional frente a los métodos terapéuticos de las medicinas alternativas, y se destaca aquello que tienen en común y cómo pueden cooperar entre ellas. Todo ello nos permite realizar una elección informada y constructiva cuando se trata de encontrar el propio método de autocuración.

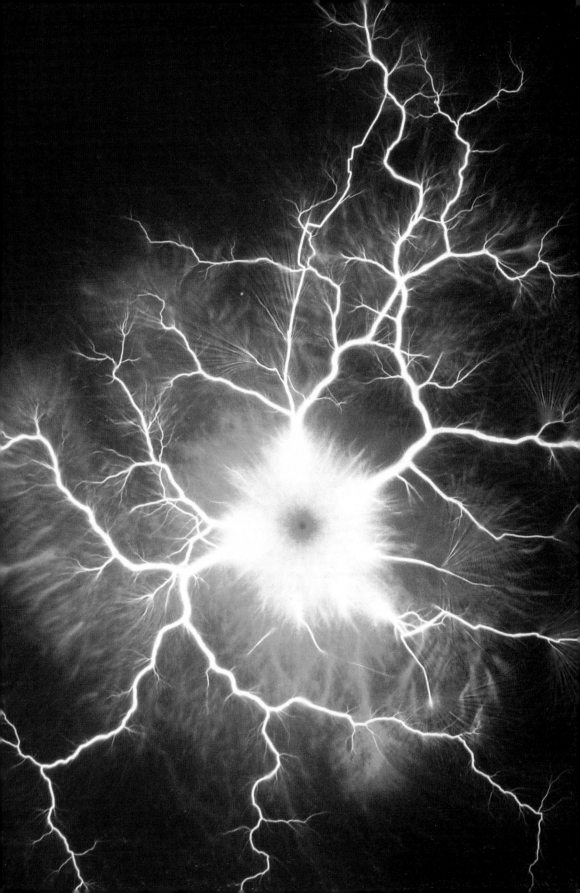

¿QUÉ ES LA CURACIÓN?

Para poder considerar a qué nos referimos con el concepto «curación», tanto en términos de la medicina convencional como de la medicina energética, primero es necesario comprender la visión que del cuerpo humano y la enfermedad tienen las personas dedicadas a esta última.

En el lenguaje cotidiano se habla de «falta de energía» para describir la sensación de malestar, apatía emocional o lasitud. Es un trastorno habitual. De hecho, las investigaciones médicas han demostrado que un tercio de los pacientes sometidos a procesos quirúrgicos sufren de un «nivel bajo de energía». No obstante, aunque frecuente, este trastorno es tan inespecífico y, por tanto, tan mal comprendido por la medicina convencional que es considerado irrelevante. Por el contrario, la medicina energética basa su tratamiento en el concepto de que la enfermedad es la manifestación primaria del desequilibrio del estado energético.

El diccionario define la energía como un «poder», es decir, como una «fuerza» o «vitalidad», definiciones que se corresponden con el concepto de energía de la medicina y de la curación energética. Sin embargo, la curación energética va más allá, al considerar la energía del organismo como aquella que anima al cuerpo físico. La palabra «energía» se utiliza para describir el misterio de la vida. En otras culturas, esta energía o «fuerza vital» está bien reconocida en la filosofía y la tradición curativa. Los chinos poseen tres palabras para definir los diferentes aspectos de esta energía: *chi*, *jing* y *shen*; los indios se refieren a ella como *prana*, pero esta misma palabra se utiliza también para definir los conceptos de «aliento» o «espíritu». El uso de estos términos se remonta a miles de años. Sólo recientemente, durante los últimos siglos, se ha desprestigiado en nuestra cultura, en nombre del progreso científico, el concepto de energía corporal.

Esta energía vital genera un campo que impregna el cuerpo físico y se extiende también más allá de éste. En ocasiones visualizado por los místicos como un aura de colores, este campo energético se considera tradicionalmente formado por distintos componentes, los cuerpos energéticos sutiles, que se relacionan con diferentes aspectos de nuestra existencia. Todos estos conceptos se hallan desarrollados con mayor detalle en las páginas 36-40.

Sólo recientemente, durante los últimos siglos, se ha desprestigiado en nuestra cultura, en nombre del progreso científico, el concepto de energía corporal.

¿CÓMO SE PRODUCE LA CURACIÓN?

En general, la curación es una combinación de
tratamientos, tanto de la medicina convencional como de
las medicinas complementarias, así como del trabajo
de las propias fuerzas curativas del organismo. En la
mayoría de las enfermedades esto basta, pero, por
definición, en las enfermedades en las que peligra la vida
del paciente y en las enfermedades crónicas, esto no es
suficiente.

Según la ciencia médica, la eficacia de sus tratamientos
combinada con los procesos innatos de autorregulación
del organismo producen la curación. La filosofía de
la mayoría de los procedimientos complementarios se
basa en el intento de estimulación de la capacidad innata
del organismo para curarse por sí mismo. Por ejemplo,
los métodos dirigidos al cuerpo (como la osteopatía)
son predominantemente físicos, como es la medicina
convencional.

Sea cual sea el método utilizado, la medicina energética
considera el proceso global de la curación como
un trabajo sobre los campos energéticos del organismo.
Puede incluir tratamientos que trabajan de manera
conjunta con los procesos de curación del organismo
(fármacos, cirugía, plantas y suplementos) y con aquellos
que estimulan los procesos de curación de éste (como la
homeopatía). En último extremo, ambos afectan a los
cuerpos energéticos.

NUESTRAS EXPECTATIVAS DE CURACIÓN

Para la mayoría de nosotros, la curación significa
la restitución completa de la salud física o mental, y éste
es el objetivo de la medicina convencional. La curación
basada en la energía pretende un restablecimiento
completo, global, satisfactorio y feliz. Es posible que la
curación no se presente en la forma imaginada y puede
no corresponderse con un retorno a la buena salud.
Las personas que padecen una enfermedad crónica o
incluso terminal consideran, en ocasiones, que la curación
no se produce debido a una curación física sino a
una visión distinta de la vida, más allá del sufrimiento.

Curación holística

La curación energética difiere del concepto de curación
de la medicina convencional, aunque ambas pueden
contribuir al tratamiento. Negar cualquiera de las dos
visiones no favorece la curación «holística». Ambos
métodos presentan ventajas e inconvenientes; el arte
de la visión holística consiste en saber cómo elegir o

combinar estos métodos para obtener los mejores resultados.

Si observamos de cerca ambos métodos, convencional y energético, los dos contienen los mismos elementos. La medicina convencional, que se centra en lo que está mal y lo «fija», también descansa sobre la confianza y el respeto entre médico y pacientes, sabe cuándo permitir que el organismo se corrija a sí mismo y permite que sus mecanismos curativos completen el trabajo iniciado por la cirugía. La curación energética, cuyo objetivo consiste en estimular la capacidad autorrestitutiva del organismo, sin prejuzgar qué debe corregirse, con frecuencia utiliza técnicas de «fijación», como la homeopatía.

Todos los médicos de medicina convencional conocen casos de pacientes excepcionales, cuya respuesta curativa se encuentra por encima de lo que podría esperarse razonablemente, de manera que adquieren un respeto por ese desconocido factor que toma parte en el proceso de curación. Cada médico explica este hecho a su manera, ya que no se trata de algo que se enseñe en la facultad de medicina. La medicina energética considera esta respuesta como debida al componente inmaterial o energético del proceso de curación, y su objetivo consiste en maximizar este efecto.

La visión de la medicina convencional

La medicina convencional pretende la aplicación de un tratamiento que ayude al organismo mientras éste lleva a cabo sus procesos autorreguladores de curación. No considera los mecanismos naturales de curación del cuerpo como un «proceso energético», sino más bien al contrario, como un proceso de base material y analizable científicamente.

En el caso de las enfermedades agudas existen múltiples ejemplos de cómo la medicina convencional da soporte a los mecanismos de autocuración, para contribuir al restablecimiento de la salud (*véase* derecha). Por desgracia, la recuperación de una enfermedad crónica puede no ser tan sencilla. Este tipo de enfermedades es probable que mine con insistencia la salud, como por ejemplo el eccema o la artritis reumatoide, o incluso poner seriamente en peligro la vida del paciente, como en el caso del cáncer. La medicina moderna cuenta con una gran batería de fármacos para «tratar» estas enfermedades. Éstos pueden eliminar los síntomas y restablecer en apariencia el bienestar físico o psíquico, pero también pueden producir efectos secundarios. Los fármacos no son eficaces en la eliminación real de la

El organismo se cura a sí mismo

La extracción de un apéndice inflamado elimina una fuente potencialmente letal de infección que puede causar peritonitis, septicemia e incluso la muerte. Después, el organismo cicatriza la herida quirúrgica. Los antibióticos matan o incapacitan a las bacterias, de manera que el organismo no precisa defenderse de su invasión. Así, puede dedicarse a la reparación del daño que éstos han causado.

**La teoría de la cerradura
y la llave**

*El objetivo que se esconde
bajo el desarrollo de cualquier
fármaco es encontrar una
forma química (la llave) que
encaje perfectamente en una
hendidura correspondiente
(la cerradura) de la pared
celular. Cuando se produce
este engranaje, éste activa o
desactiva uno de los procesos
de la célula, en concreto aquel
para cuya alteración ha sido
diseñado el fármaco.
La morfina es un excelente
analgésico, y su estructura
molecular se asemeja al
analgésico producido
de manera natural, las
endorfinas. Cuando se
introduce en el organismo,
«ocupa la cerradura» que
corresponde a las endorfinas
naturales y, de esta manera,
desencadena el mismo efecto
analgésico que las sustancias
químicas naturales.*

enfermedad (si bien esto puede ocurrir debido a la
autocuración del organismo) y, en ocasiones, los efectos
secundarios de un fármaco llegan a ser peores que la
propia enfermedad. Asimismo, el alivio parcial de
la sintomatología inducido por el fármaco es posible que
deje sin explorar otros aspectos del proceso patológico.

La moderna medicina convencional se basa en la física
de Newton, con su concepto del universo como un
gigantesco mecanismo de relojería creado por «Dios».
Con esta visión del mundo, la cirugía es simplemente
carpintería y fontanería biológica. Los fármacos parecen
más sofisticados pero, de hecho, son versiones biológicas
de un mecanismo de cerradura y llave (*véase* izquierda).
En teoría, esto parece una buena idea, pero en la práctica
la utilización de fármacos para curar está plagada
de problemas, como la toxicidad y los efectos colaterales.
Así pues, estos métodos pocas veces son curativos, debido
a que la cerradura y la llave constituyen generalmente
el último eslabón en el desarrollo de la enfermedad.

La corrección a este nivel no tiene efecto sobre aquello
que inició la enfermedad. De ahí que la búsqueda de
la curación debe desprenderse del modelo mecánico
simplista. La medicina energética constituye un intento de
encontrar una curación más esencial para la enfermedad.

TIPOS DE MEDICINA ENERGÉTICA

Todas las actuaciones curativas, incluida la medicina
convencional, tienen tres posibles componentes.
El primero es una técnica física, o un medicamento, que
se relaciona con el cuerpo físico y favorece la curación
natural. Por ejemplo, un yeso sujeta un hueso fracturado
mientras se cura en la posición correcta. La acupuntura
alrededor de la fractura libera energía y alivia el dolor.
Las plantas hepáticas favorecen la actividad de las células
del hígado y aceleran la eliminación de toxinas. Estos
métodos poseen un importante efecto físico, aunque
también actúan en el ámbito de los cuerpos sutiles.
Cualquiera puede aprender y aplicar con éxito este tipo
de técnicas.

El segundo componente es la curación «magnética».
Ésta consiste en la habilidad de curar utilizando la
energía de nuestro propio cuerpo para influir sobre
los cuerpos sutiles del paciente. Algunos usan este don
sin el soporte de su método terapéutico. Son sanadores
«naturales», y su método no requiere otra cosa que
el deseo de aliviar el sufrimiento. Otros emplean este
método curativo consciente o inconscientemente mientras
aplican otros métodos más físicos. Sea lo que sea, este

tipo de curación tiende a drenar energía desde el donante hacia el receptor. Muchos sanadores, naturópatas y médicos convencionales padecen agotamiento a causa de esta práctica.

Para evitar perder su propia energía, los sanadores necesitan acceder a la curación «radiante». Este tercer método prepara al terapeuta a fin de que sea un punto de acceso para que el paciente reciba el aporte ilimitado de la energía curativa existente en el universo. La energía pasa a través del terapeuta hasta el lugar donde el paciente la necesita, así accede y cura cualquier nivel de los cuerpos sutiles, así como el cuerpo físico. Ésta es la curación que aprende la mayoría de los terapeutas que realizan la imposición de manos y el toque suave. Las personas con un don magnético natural y aquellas que utilizan la curación magnética deberían aprender métodos de curación radiante; de esta manera la curación proviene de su propio entorno. Así, no son tan sólo más poderosos sino que también pueden curarse y energetizarse ellos mismos. Los sanadores adiestrados en la curación radiante no necesitan emplear las técnicas de su terapia energética original, aunque pueden seguir utilizándolas para mantener la atención y relacionarse con el paciente.

La curación radiante constituye una puerta abierta hacia el amor; una renuncia de uno mismo hacia el amor que llena el universo, más allá de la experiencia personal. Esta curación se combina con la empatía y el amor, sin reservas, hacia el receptor. Así pues, se combina con el intento de una curación directa de esa persona. Se trata de prestar una atención completa a esa persona, pero sin intervenir en el resultado.

La experiencia del sanador

Tanto la curación magnética como la radiante pueden producir en el sanador sensaciones de calor, hormigueo o distensión. Otros refieren sensaciones de frío o vacío, mientras que algunos sanadores sienten o ven colores. Los movimientos muy intensos de energía pueden provocar que el sanador se sienta débil, o como si le estuvieran empujando.

La interpretación de estas sensaciones es personal y única en cada sanador, y no tiene relevancia. La energía curativa fluye hacia el punto donde es necesaria para satisfacer las necesidades subconscientes del organismo. En ocasiones, el sanador percibe imágenes o emociones, con frecuencia expresión de recuerdos perdidos, y el compartir esta información con el paciente puede ser de gran valor. Asimismo, es posible que el sanador

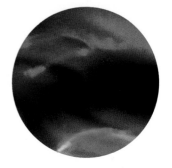

La curación radiante constituye una puerta abierta hacia el amor; una renuncia de uno mismo hacia el amor que llena el universo, más allá de la experiencia personal.

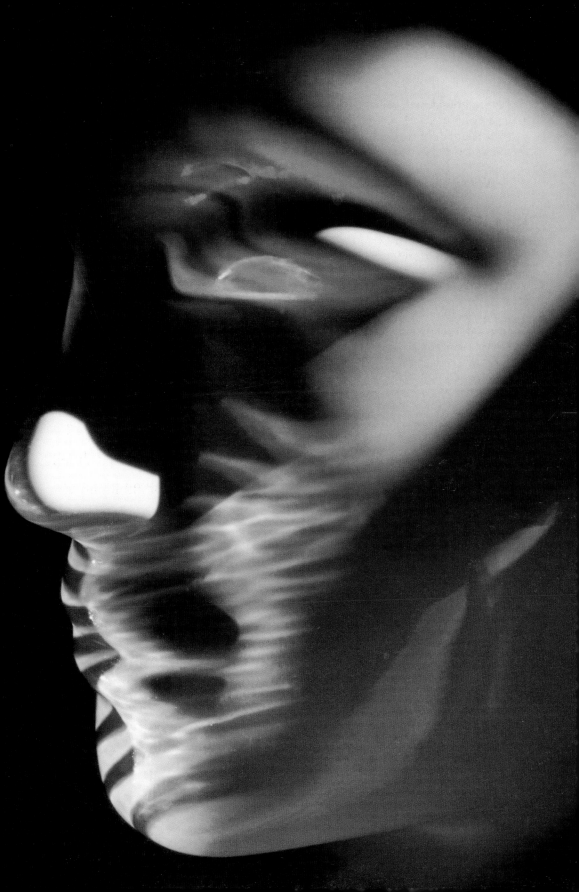

identifique los síntomas del paciente, o sepa intuitivamente qué es lo que va mal. Esto es muy probable que suceda cuando se utiliza la curación magnética. En el caso de la curación radiante, este hecho no sería realmente de interés.

La experiencia del paciente

La curación a un nivel profundo puede producirse a lo largo de cualquier terapia. Los primeros indicadores son los signos de relajación (*véase* derecha). No es necesario creer en una técnica curativa para que ésta actúe; es suficiente con que el terapeuta crea en ella. No obstante, la habilidad para enfrentarse a la enfermedad, el proceso de curación, hará que el resultado sea, con mayor probabilidad, la curación del paciente. Este tipo de actitud transformará la situación del paciente en otra que le aporte inspiración, felicidad y una profunda experiencia de amor.

LA CIENCIA DE LA CURACIÓN

A pesar de que la ciencia no acepta el concepto de curación desde un punto de vista energético, se han realizado un gran número de investigaciones con sanadores acreditados y sus pacientes. La mayoría de estos trabajos se han llevado a cabo mediante la observación de los cambios en el electroencefalograma (EEG), que registra el patrón de las señales eléctricas producidas en diferentes zonas cerebrales. Este patrón forma «ondas cerebrales» que se clasifican en distintas categorías según su longitud. El EEG puede registrar la actividad en ambos hemisferios cerebrales. La comparación de la frecuencia y de los patrones de las ondas cerebrales producidas en el hemisferio derecho con los valores correspondientes del hemisferio izquierdo arroja información sobre la actividad cerebral.

Actividad cerebral durante la curación

Los sanadores poderosos pueden generar patrones intensos de ondas cerebrales, de ondas alfa, theta y delta que corresponden a los estados cerebrales más apropiados para la curación. Pueden hacerlo a voluntad y de manera personal, pueden combinar elementos de una relajación profunda, centrarse suavemente sobre el mundo «normal» y acceder a una profunda experiencia de amor y unidad, o a una visión personal de «Dios». En un intento enfocado a la curación, pero sin esperar resultados, este estado está dirigido hacia el receptor.

Signos de relajación

• *El patrón respiratorio cambiará y se hará más profundo –el paciente suspirará o bostezará.*

• *El paciente sentirá gorgoteos en el abdomen a medida que los intestinos se relajan.*

• *El paciente puede sentir frío u oleadas de calor.*

• *El paciente puede sentir un cansancio irresistible.*

• *Si la curación está dirigida hacia una zona en particular del cuerpo, el paciente puede sentir hormigueo, calor, frío, distensión o sensación de ser empujado.*

• *El paciente puede sentir que la habitación cambia de color (probablemente cambia el color de su aura).*

• *El paciente puede sentir que le invaden imágenes en su mente o una oleada de reacción emocional, en especial llanto o risa, seguida de una sensación de alivio.*

• *El paciente puede experimentar un amor o alegría desmesurados.*

• *Una de las experiencias curativas más intensas consiste en una profunda sensación de victoria, de perfección del momento y agradecimiento por la vida.*

Los sanadores poderosos pueden generar patrones intensos de ondas cerebrales [...] que corresponden a los estados cerebrales más apropiados para la curación.

La intensidad de los patrones de ondas cerebrales parece influir sobre las ondas cerebrales del paciente, y éste las sintoniza con las suyas, lo cual probablemente estimula la curación. Los cambios de color del aura, a su vez, parecen corresponderse con las ondas theta (azul) y delta (amarillo) del cerebro. Esto puede ser captado con frecuencia por la vista como un matiz. Algunas técnicas de curación energética presentan un efecto similar sobre las ondas cerebrales, lo que podría explicar su eficacia.

El otro cambio en el patrón de las ondas cerebrales que parece implicado en la curación y en los cambios que afectan al ámbito de los cuerpos sutiles es la armonización de los hemisferios izquierdo y derecho del cerebro. Este hecho también es observable en el EEG de los sanadores y de las personas que se someten a las técnicas de sanación. Al igual que las ondas cerebrales, esta sincronización se transmite al paciente a través del sanador.

El hemisferio izquierdo del cerebro es al parecer la parte lógica, inteligente, lineal y articulada. El hemisferio derecho es la parte intuitiva, sensitiva y creativa que forma patrones, más que líneas, y piensa lateralmente. Por regla general, las personas trabajan sobre todo con uno u otro hemisferio cerebral, y una persona equilibrada es capaz de combinar el trabajo de ambos. Cuando ambos hemisferios trabajan de manera sincronizada parecen darnos acceso a todo nuestro campo energético y nos permiten tomar parte en la curación, así como acceder al grado más alto de inspiración, intuición y creatividad.

Algunas técnicas de curación energética poseen el mismo efecto de sincronización de los dos hemisferios cerebrales que el observado en los sanadores. En muchos de nosotros, en los que predomina el hemisferio izquierdo, las actividades creativas estimulan el hemisferio derecho. El canto, la música y la danza son en especial efectivas, sobre todo si implican el nivel emocional, dado que combinan las cualidades técnicas del hemisferio izquierdo con las cualidades expresivas del derecho. Las disciplinas como el *pranayama* (*véase* pág. 92), el *tai chi* (*véase* pág. 84) y el yoga (*véase* pág. 82) también pueden desarrollar esta sincronización del hemisferio derecho. La ciencia no ha dado el salto desde estos cambios producidos en el cerebro hasta los efectos sobre los cuerpos sutiles, pero es posible deducirlo si se asocia la evidencia objetiva de las observaciones científicas con la experiencia subjetiva. Cuando el sanador describe lo que siente, en términos de los cambios producidos en el flujo energético y en los cuerpos sutiles, esto se corresponde sistemáticamente con los cambios en el EEG observados por los científicos.

Derecha: Muchacha ante el espejo, *de Pablo Picasso*

OBJETIVIDAD, SUBJETIVIDAD Y PERCEPCIÓN

Percibimos el mundo a través de los sentidos. La ciencia ha tomado el tacto y la vista y ha creado una detallada comprensión del mundo basada en aquello que puede verse y tocarse y que, por lo tanto, es mesurable. El sonido, el gusto y el olfato se miden en términos de tacto y vista. La percepción científica, conocida como «objetividad», se basa en la medición y se considera exenta de influencias personales producidas por las creencias o preferencias.

La visión del mundo que incluye las influencias personales es conocida como «subjetividad». Éstas influyen en cómo percibimos el mundo a través de nuestros sentidos. Son subconscientes, de manera que influyen sobre la percepción sin que seamos conscientes de ello. Estas creencias están formadas por la herencia cultural y la experiencia personal, y son coloreadas por las emociones.

La ciencia rechaza la experiencia subjetiva porque es el resultado de la distorsión que producen las emociones, las creencias y las preferencias. No obstante, la presunción de que los científicos pueden realizar un trabajo netamente objetivo es ingenua. Es imposible actuar como una persona normal sin ser subjetivo. Así trabaja el cerebro. El mundo objetivo de la ciencia es un mundo teórico irreal, aunque trata de convencernos de que todo lo que es capaz de analizar y explicar es real, y aquello que no es capaz de analizar y explicar es una ilusión. Un científico tiene un nivel de subjetividad igual que el de un místico, probablemente mayor, ya que el místico practica vías internas para alejarse de la subjetividad. Se sabe que los zahoríes, sanadores y psicoterapeutas dejan de ser efectivos cuando sus preferencias personales, creencias o emociones interfieren en su trabajo.

El problema de la subjetividad es que gran parte de la misma se basa en modos inconscientes de respuesta, con frecuencia negativos, no desarrollados. Esto no puede corregirse mediante una incrementada confianza en la ciencia, sino mediante la renovación de los lazos con nuestra vida mística y espiritual, esa que la ciencia se toma tantas molestias en refutar.

El creciente interés por la medicina energética no es debido sólo a un desencanto de las ciencias médicas (no siempre justificable), sino también a una percepción

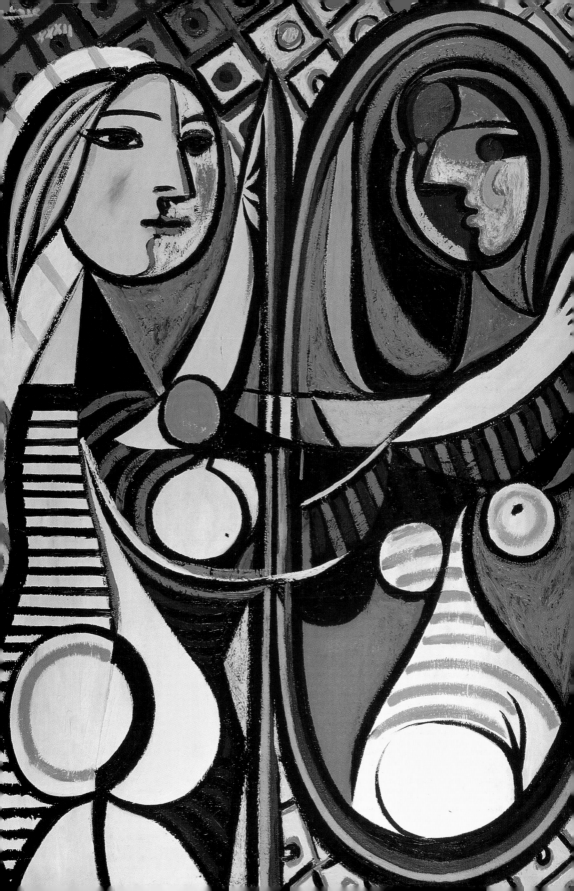

intuitiva de que las falsas creencias, la respuesta emocional negativa crónica y la falta de conexión a algo superior a nosotros mismos subyacen como causas de muchos casos de estrés y enfermedad.

Todos nosotros trabajamos con mayor o menor eficacia en nuestros mundos subjetivos y raramente intentamos obtener una observación objetiva verdadera. Si lo hiciésemos, cada decisión conllevaría inacabables experimentaciones y análisis e incluso así seguiría existiendo la posibilidad de debate. Basamos las decisiones que afectan a todas las parcelas de nuestra vida en la percepción

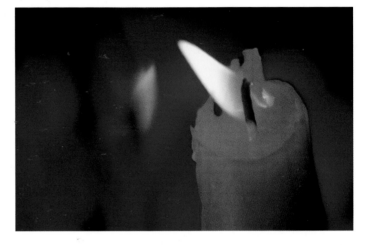

subjetiva. Esto incluye la observación física, pero, en gran medida, nuestro concepto de observación se basa en valores culturales, experiencias anteriores, esperanzas y temores y, si somos afortunados, en la intuición. Precisamente, es esta subjetividad la que aporta riqueza, emoción, misterio y satisfacción a nuestro entorno. Considerar errónea esta forma de ver el mundo es negar nuestra condición humana.

[...]
las falsas
creencias,
la respuesta
emocional negativa
crónica y la falta
de conexión a algo
superior a nosotros
mismos subyacen
como causas de
muchos casos
de estrés
y enfermedad.

LA FÍSICA DE LA ENERGÍA

Los intentos de los físicos para explicar cómo funciona nuestro mundo se han visto influidos por nuevos descubrimientos, desde el modelo de universo mecánico de Newton, hace 300 años, hasta la teoría de la relatividad de Einstein. Los físicos subatómicos de hoy en día y la teoría cuántica parecen estar más de acuerdo con las antiguas tradiciones místicas acerca de la interconexión de todas las cosas en el universo. En las siguientes páginas nos ocuparemos de cómo se han desarrollado nuestras teorías y conocimientos sobre la energía.

ENERGÍAS ELECTROMAGNÉTICAS

El significado de la energía

Según la definición física clásica, si la energía es la capacidad de realizar un trabajo, el trabajo es la distancia a la que una fuerza trasladará un objeto, y una fuerza es un agente externo capaz de alterar el estado de reposo o movimiento de un objeto. En términos prácticos, la energía puede considerarse como la «intensidad» de una fuerza.

Cuando Newton (1642-1727) estudiaba la gravedad y definía el modelo de la física clásica, la electricidad y el magnetismo eran considerados poco más que curiosos fenómenos naturales. No obstante, a principios del siglo XIX, estaba claro que existían fuerzas capaces de realizar un trabajo y que tales fuerzas constituían un tipo de energía (*véase* izquierda).

Pronto se determinó que estas dos energías se combinan para formar un tercer nivel de energías, que incluye el calor y la luz. Estas energías se irradian como ondas, y todas ellas viajan a la misma velocidad, 300.000 metros por segundo, la velocidad de la luz. Lo que diferencia el tipo de onda es su longitud; por ejemplo, la radiación infrarroja (calor) tiene una longitud de onda mayor que la luz visible. Hoy en día, se sabe que el espectro electromagnético (EM) se extiende desde las ondas de radio de longitud larga y baja frecuencia, pasando por las microondas, los infrarrojos, la luz visible y la ultravioleta, hasta los rayos X y gamma, de mayor frecuencia y menor longitud de onda.

Hace doscientos años, cuando los físicos empezaron a investigar la electricidad y el magnetismo, se descubrió que estas fuerzas podían ser «visualizadas», ya que producían un completo patrón de líneas de fuerza, denominado hoy en día campo eléctrico o magnético. Desde finales del siglo XIX, se han medido estos tipos de campos de fuerza que rodean a los organismos vivos. Constituyen indicadores para los terapeutas energéticos de que los organismos vivos tienen un campo de fuerza. Pero la «energía vital» no puede explicarse con las teorías de la electricidad y el magnetismo. Sin embargo, los nuevos avances en la teoría física aportan explicaciones sobre la curación energética que dejan

atrás la necesidad de explicarla como un campo de fuerza
electromagnético.

INTERCAMBIO DE LA ENERGÍA Y LA MATERIA

En la física newtoniana clásica, la energía y la materia
son entidades separadas. Con este modelo es muy difícil
comprender cómo la energía puede afectar a la materia
y, por lo tanto, cómo las terapias que usan la energía
pueden afectar a la materia del cuerpo humano.

No obstante, la teoría general de la relatividad de
Einstein relaciona la energía con la materia. Einstein
(1879-1955) desarrolló esta teoría, ya que no podía
aceptar el punto de vista newtoniano a partir del cual
la radiación de ondas electromagnéticas debe viajar
a través de un medio. Dado que este medio no pudo
hallarse nunca, se planteó la hipótesis de que era
indetectable («éter luminoso»).

Einstein intentó sin éxito detectar el éter luminoso
y desarrolló una teoría para explicar cómo la luz viaja sin
este medio invisible. En su teoría de la relatividad postuló
que si el espacio y el tiempo no eran absolutos, sino que
variaban en función de la posición desde la cual eran
medidos, podía explicarse la física de la luz. A partir de
sus observaciones de la luz, Einstein ya había establecido
que su velocidad posee la propiedad poco común de
permanecer constante en todas las situaciones. Basándose
en esta observación, también dedujo que su velocidad es
la máxima alcanzable por cualquier objeto en el universo.
Para que su teoría funcionase, el tiempo debía ser
variable, según el lugar donde se realizara la medición.
Los cálculos de Einstein le llevaron a enunciar que el
tiempo medido en un objeto que viaja a gran velocidad
transcurre más lentamente que el tiempo medido
en un objeto inmóvil. Más adelante se pudo comprobar
la veracidad de esta afirmación.

Del mismo modo que la teoría de Einstein postula
que para un objeto que viaja más y más velozmente el
tiempo transcurre cada vez más despacio, también afirma
que el objeto en cuestión se hace más pesado, por lo que
requiere más energía para conseguir moverse a mayor
velocidad. Einstein concluyó que cuando éste se acerca
a la velocidad de la luz se hace tan pesado que la energía
que requiere para aumentar su velocidad es imposible
de conseguir.

La única manera de explicar este hecho sería que la
materia y la energía estuvieran relacionadas. Al combinar
esta teoría de la relatividad con las viejas teorías
de Newton sobre la materia y la energía, desarrolló su

Para la medicina
energética
[la teoría de
Einstein] representa
una teoría muy
interesante, ya que
sus conceptos
parecen ser
extraordinariamente
parecidos a las
raíces filosóficas
del antiguo Oriente,
según están
escritas en el Veda.

Fórmula de Einstein

En la fórmula E = mc², E *es la energía,* m *es la masa y* c *es la velocidad de la luz: 3×10^8 metros por segundo.*

La fórmula demuestra que la materia y la energía son intercambiables. Un kg de masa es equivalente a $1 \times c^2 = 9 \times 10^{16}$ julios de energía.

famosa fórmula $E = mc^2$, que relaciona la energía con la materia (*véase* izquierda). Si se utiliza esta fórmula puede demostrarse que incluso la partícula más pequeña, como por ejemplo un átomo, contiene una enorme cantidad de energía. La bomba atómica demostró que esta materia puede transformarse y liberarse en forma de energía.

La teoría de Einstein de la equivalencia de la materia y la energía revolucionó la comprensión científica del mundo, en especial a nivel submicroscópico. Para la medicina energética representa una teoría muy interesante, ya que sus conceptos parecen ser extraordinariamente parecidos a las raíces filosóficas del antiguo Oriente, según están escritas en el Veda. Éstas consideran que el mundo material es la «condensación» de una energía universal de la que está compuesto el cosmos. Estos principios apoyan las teorías de la consciencia, la experiencia física y la fuerza vital.

TEORÍAS DE LA ESTRUCTURA ATÓMICA

El concepto de átomo se formuló por primera vez en la Grecia antigua, pero no se incorporó a la física hasta el siglo XIX, cuando se definió teóricamente como la partícula «entera» más pequeña de la materia. A finales del siglo XIX se probó la existencia del átomo. En un principio, el átomo se visualizó como una diminuta pelota que obedecía a las leyes de la física clásica. Pero el descubrimiento del electrón dentro del átomo, en 1895, abrió toda una nueva rama de la física, la física subatómica. Mediante el desarrollo de la teoría subatómica, los supuestos sobre la estructura del átomo cambiaron de manera espectacular a lo largo de los últimos años del siglo. En la actualidad, se sabe que el átomo contiene un gran número de partículas, por ejemplo protones, neutrones y quarks.

Con el hallazgo del electrón, la estructura del átomo se explicó como un «budín de Navidad», en el que los electrones eran «pasas» cargadas negativamente y el «budín» era la matriz cargada positivamente. Sin embargo, los experimentos demostraron en seguida que este patrón no se atenía a los hechos, y un nuevo modelo ofreció una imagen muy diferente de cómo está hecha la materia. Los átomos dejaron de considerarse sólidos para convertirse en un espacio general en el que diminutas partículas, componentes del átomo, se mueven a gran velocidad en órbitas fijas. Este modelo fue creado por Niels Bohr (1885-1962) y es conocido como el átomo de Bohr. La teoría necesaria para desarrollarlo se conoce como la «vieja teoría cuántica».

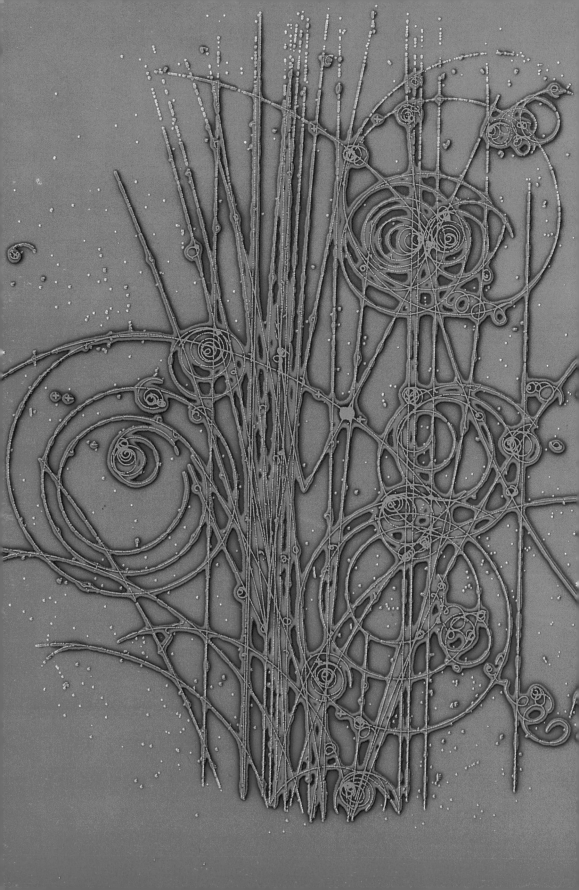

Dualidad onda/partícula

A principios del siglo XX se desarrolló la teoría cuántica, debido a la incapacidad por parte del electromagnetismo y la física clásica de explicar algunas observaciones experimentales. Por ejemplo, de acuerdo con la física clásica, si la energía térmica es una onda, parte del calor irradiado por una hoguera alcanzaría una frecuencia tan elevada que nos abrasaría si estuviéramos frente a ella.

Para explicar por qué esto no ocurre, se dedujo que la energía electromagnética está dividida en diminutas unidades de energía que se comportan como partículas. Estas unidades son conocidas como «quantos». De la misma manera, la luz visible está formada por pequeñas unidades de energía denominadas «fotones».

Izquierda: rastros de partículas subatómicas, en una cámara de burbuja, que muestran claramente los patrones espirales característicos de los electrones y los positrones.

No obstante, los físicos sentían que debía existir una explicación de por qué las partículas se comportan, en ocasiones, como ondas y, en ocasiones, como partículas (*véase* izquierda). Esto se materializó en la «nueva teoría cuántica», según la cual esta dualidad onda/partícula podía explicarse mediante la utilización de la probabilidad. Es imposible predecir con exactitud la posición de un electrón en cada momento, pero sí puede predecirse la probabilidad de encontrar uno en una posición dada. Esto representó una nueva versión del átomo; alrededor del núcleo existe un campo cuántico que define el área donde es más probable encontrar a los electrones que rodean el núcleo. Esta sugerencia concordaba mejor que cualquier otra con las observaciones realizadas sobre el comportamiento subatómico.

Esta teoría también estableció que un electrón se comporta como onda o como partícula en función del método utilizado para detectarlo. En ese momento, la física se acercaba cada vez más a las ideas de la medicina energética. Por primera vez, la ciencia reconocía que la consciencia del observador afecta al resultado en el acto de la observación. Una consecuencia de este hecho reside en que observamos aquello que nos predisponemos a observar; la consciencia se convierte en un factor de influencia. Esto abrió la posibilidad de que el pensamiento tenga un efecto sobre lo que ocurre físicamente; así, convirtió la idea de la medicina energética –acerca de que la mente, la consciencia o el pensamiento pueden influir sobre nuestro ser físico–, en algo más aceptable desde el punto de vista científico.

Incluso la teoría cuántica presentaba hechos que no podía explicar. En experimentos onda/partícula se halló que si dos partículas han sido conectadas una vez, seguirán conectadas de tal manera que un cambio en la primera se verá inmediatamente reflejado en la segunda. Esta transmisión inmediata de información parecía contradecir la suposición de Einstein de que la luz viaja a la velocidad máxima del universo. Para explicarlo, John S. Bell (1928-1990) propuso un inigualable teorema, el cual afirmaba que aparte de lo que parece estar ocurriendo en nuestro entorno más inmediato, existe otra realidad invisible en la que hay siempre una conexión y que permite una comunicación más rápida que la luz.

Esta progresión de la teoría cuántica provocó la concordancia de la ciencia con las ideas de la curación energética. La tradición mística en todo el mundo considera que todas las cosas están conectadas, y algunos terapeutas energéticos utilizan este concepto para explicar cómo la energía empleada en el proceso de curación resulta eficaz e inmediata cuando se suministra a cierta distancia. Dado que los físicos siguen discutiendo si este último desarrollo de la teoría cuántica es válido, la verificación científica de este aspecto de la medicina energética sigue pendiente.

EL «QUINTO CAMPO» O EL VACÍO CUÁNTICO

En la actualidad, se investiga seriamente la hipótesis de que la «causa» y el «efecto» puedan producirse al mismo tiempo, claro está que a mayor velocidad que la luz. Los científicos proponen que para que esto sea posible debe existir una interconexión entre todas las cosas.

Esta interconexión de todo en el tiempo y en el espacio, si consideramos esta conexión como una «memoria», presenta de nuevo una gran similitud con las enseñanzas esotéricas, y podría llegar a crear una «consciencia universal» capaz de envolver el mundo. Existe un modelo científico que permitiría la existencia de una red de este tipo: el concepto de «holograma» (*véase* derecha).

Se ha sugerido la idea de un campo de fuerza análogo a la superficie del mar, que es capaz de registrar patrones de ondas de la misma forma que un holograma. Se ha denominado el «quinto campo», y se dice que se encuentra junto a los conceptos de espacio, tiempo, materia y energía con los que normalmente trabajan los científicos. En teoría, se considera como la fuerza a partir de la cual han derivado las otras cuatro fuerzas o energías del universo.

Si la matriz subyacente de nuestro universo actúa en efecto como un holograma, una pequeña parte contendría la información comprendida en el resto, de manera que todas las partes parecerían estar conectadas por encima del tiempo y la distancia. Este campo holográfico podría ser considerado el equivalente científico de «Dios» en la tradición judeo-cristiana («Aquello que es ahora y que siempre será» y «Aquello donde yo vivo y me muevo y que contiene mi existencia»), del «Tao» en la tradición oriental y de «Akasha» en la tradición ayurvédica.

Para que un campo de este tipo exista se necesita un medio ajeno a nuestros conceptos de espacio y tiempo, junto a los conocidos «campos de probabilidad», de la teoría cuántica, y los «campos de fuerza», de la ciencia clásica, para operar. Este medio recibe el nombre de «vacío cuántico». Su existencia se postula basándose en el hallazgo de los físicos de un punto donde todas las

Cómo se hace un holograma

Un rayo láser es escindido y los dos rayos resultantes se hacen pasar a través de «difusores», los cuales producen varios puntos de luz. Un rayo se dirige al objeto que se desea convertir en holograma, la luz rebota en él y alcanza un placa fotográfica. El otro se dirige directamente a la placa. Cuando los dos rayos tratados a través de los difusores alcanzan la placa, el patrón de interferencia que crean es fotografiado.

Este holograma contiene información sobre la superficie del objeto, que puede descodificarse mediante la utilización del segundo rayo de luz láser para visionar la placa. De esta manera, el objeto es reconstruido en tres dimensiones. La luz difusa empleada para producir el holograma repite el patrón de interferencia sobre la totalidad de la placa, de modo que incluso una pequeña parte de ella se puede usar para reconstruir la forma tridimensional del objeto.

Realidad virtual

En física, «virtual» significa algo que existe pero no en la realidad mensurable. Su presencia puede deducirse mediante la extrapolación, a partir de información mensurable. La imagen en un espejo es una realidad virtual.

formas tradicionales de energía parecen desvanecerse: el «punto cero». En este punto, aparece un nuevo grupo de energías «virtuales» (*véase* izquierda) con propiedades correspondientes a las energías mensurables del universo.

El punto cero parece ser la fuente de toda la energía del universo. Desde hace tiempo, esta idea se expresa en las diferentes religiones como «el vacío» o «el caos». La física propone que nuestro universo físico flota por encima de un océano «virtual» de energía que se encuentra por debajo o más allá del punto cero. En ocasiones, se habla de él como el «océano de Dirac», en honor a Paul Dirac, un gran matemático de la era cuántica. Los físicos han sido capaces de desenredar algo de esta energía virtual en partículas «reales», hasta tal punto que se ha verificado en parte su existencia. Es posible que la explicación de la materia «que desaparece» en un agujero negro consista en que ésta entra en este «océano» a través del agujero negro.

Una vez más, estas ideas cambian conceptos tan fundamentales de la física como la masa, la gravedad, la distancia y el tiempo. En la teoría del vacío cuántico, la materia empieza a existir cuando la energía «virtual» del océano de Dirac se relaciona con las ondas electromagnéticas para crear patrones holográficos en este océano. Se ha calculado que la velocidad de estas ondas de energía virtual es un billón de veces la velocidad de la luz, lo cual entra en contradicción con la observación de Einstein de que la luz es la onda que viaja a mayor velocidad del universo. La mayoría de los argumentos en contra de la existencia de energías sutiles se basan en la incapacidad de los científicos para relacionar directamente estas energías con frecuencias mensurables que viajan a velocidades inferiores a la de la luz. Así pues, una vez aceptada la posibilidad de este tipo de ondas de alta velocidad, se desmorona la mayor parte del entramado de la física que niega la existencia de los cuerpos sutiles, las energías sutiles y su capacidad para influir sobre la evolución de la enfermedad.

Hasta el momento, la ciencia ha considerado que la materia está compuesta de energía. Esta nueva teoría propone que existe una compleja matriz energética subyacente a la materia, sin la cual no podría existir el universo físico. Ésta explica el universo más satisfactoriamente que las teorías que la precedieron, pero hasta el momento las herramientas científicas actuales no han sido capaces de detectar dicha matriz. Este hecho coloca a la ciencia más puntera en una posición similar a la de las antiguas teorías de la curación energética.

Olas oceánicas

Las olas de la superficie del océano forman dos tipos de patrón. Uno es una forma constante creada por la línea de la costa, y el otro es una forma transitoria causada por el paso de los barcos. La forma constante puede ser comparada con los objetos sólidos de nuestro universo, y la temporal con las ondas electromagnéticas que lo atraviesan.

Así, la ciencia quizás consiga comprender las dificultades que las técnicas de la medicina energética han tenido para demostrar la existencia de los cuerpos sutiles. Esto puede llevar a un mayor interés de los científicos hacia estos métodos y posiblemente al desarrollo de una tecnología más apropiada para detectar la influencia de las energías sutiles y los métodos de curación.

Los textos religiosos antiguos, como las Upanishads del hinduismo o el Tao de la filosofía china, están plagados de referencias que hoy en día sólo son comprensibles a la luz de la física moderna. Durante milenios, los místicos han descrito experiencias que permiten visualizar un universo en forma de onda. Éste aparece formado por luz, y la experiencia es de una abrumadora felicidad, alegría y amor. Muchos sanadores describen como amor la cualidad necesaria para cultivar y promover su habilidad sanadora. Ésta es la energía que parece afectar a todos los campos de energía que rodean nuestro cuerpo. Es posible que el quinto campo sea el amor.

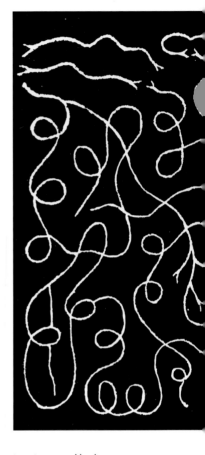

Los textos religiosos antiguos, como las Upanishads del hinduismo o el Tao de la filosofía china, están plagados de referencias que hoy en día sólo son comprensibles a la luz de la física moderna.

VISIONES TRADICIONALES DE LA ENERGÍA

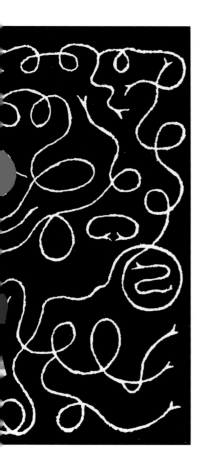

Representación de la fuerza penetrante del espíritu vital y de los lazos entre el macrocosmos y el microcosmos, recogida del canon taoísta, Tao-tsang.

De acuerdo con la física clásica, la vida es imposible. La energía del universo, dado que no se puede crear ni destruir, se redistribuye de tal manera que los estados de elevada energía, como las estrellas, se enfrían, mientras que el espacio que las rodea se calienta lenta pero progresivamente. Con esta teoría, el resultado último del universo sería al final un espacio que contendría los restos de estrellas, planetas y polvo cósmico, todo ello a una temperatura y a un nivel energético uniformes, que sería muy bajo. Este proceso de redistribución de la energía hacia un nivel global más bajo es conocido como «entropía».

No obstante, esta física no tiene en cuenta los sistemas vivos existentes en la Tierra. La «vida» es capaz de invertir este proceso de entropía. Es capaz de crear formas complejas capaces de almacenar energía.

Es evidente que existe algo especial en las cosas vivas que tanto la física clásica como la medicina moderna (que se basa en ello) ignoran. Sin embargo, esta actitud es relativamente reciente. Las culturas antiguas reconocían la presencia de la vida y la relacionaban con la salud y el bienestar. Este concepto es conocido como «vitalismo» y representa la posición contrapuesta a la entropía.

VITALISMO

Las teorías de la medicina energética se basan en el antiguo concepto del «vitalismo», una fuerza que distingue las formas vivas de las muertas. Esta energía, responsable del hecho de estar vivo, la salud y el bienestar, es conocida como *chi, qi* o *prana*. Hipócrates (✝ 377 a. C.) la describió como la *medicatrix naturae*; Hahnemann (1755-1843), el fundador de la homeopatía, la denominó «fuerza vital». Se conoce también como «fuerza de vida», «alma», «espíritu» o «consciencia», según las diferentes tradiciones.

La física clásica consideraría el proceso de la vida como la habilidad para aumentar la entropía. La física moderna podría considerar el vitalismo como la culminación de la evolución de la compleja estructura onda/energía que representa el universo. Esta estructura evoluciona para acomodar más y más sutilezas, de las que la vida, seguida por la mente consciente, parece ser el resultado final en el presente. Podría parecer que la vida es una propiedad del quinto campo (*véase* pág. 30).

Esta teoría apoya las ideas de la curación energética. Los cuerpos de energía sutil (*véanse* págs. 36-40), tan difíciles de encontrar con la tecnología científica, podrían estar formados por la energía del quinto campo. Este hecho explicaría también por qué el electromagnetismo se considera con frecuencia parte del mecanismo de la curación energética, dado que tanto el electromagnetismo como la materia parecen generados de una manera similar por el quinto campo.

Las propiedades holográficas del quinto campo indican que podría ser la base del pensamiento y la consciencia, lo que explicaría por qué éstos son una parte tan importante de las técnicas de curación energética, especialmente de aquellas que usan métodos psicológicos.

TEORÍAS DE LA CREACIÓN

La cosmología (que explica cómo se inició el mundo) es similar en todas las religiones importantes. En otros tiempos, estas ideas fueron consideradas «verdades», pero el aumento de influencia de la ciencia las relegó, al menos temporalmente. Sin embargo, la ciencia actual está llegando a las mismas conclusiones que estas tradiciones religiosas. El pensamiento filosófico antiguo consideraba que lo sucedido a gran escala en el cosmos estaba reflejado en lo que había ocurrido en nuestro propio entorno y vida. La similitud del universo externo, más allá de la Tierra, y el universo «interno», en el nivel subatómico, es un ejemplo actual de este concepto, «Donde dije "digo", digo "dije"»: el microcosmos reflejado en el macrocosmos.

Las religiones occidentales están íntimamente relacionadas con las ideas de la alquimia. Este «arte real», originado en el antiguo Egipto, así como sus ideas, se encuentran en el judaísmo, el cristianismo y el islamismo. Las tradiciones orientales del hinduismo, el budismo y el taoísmo presentan una raíz similar, que tiene su origen en los textos védicos del sánscrito. Así pues, es posible que las tradiciones védicas y de la alquimia también estén relacionadas entre ellas.

Todas estas tradiciones consideran que existe un estado previo a la creación donde todo está contenido, pero como una unidad indivisible. Este estado ha permanecido siempre presente, permanece presente ahora y lo estará eternamente. Es difícil comprender este estado, ya que nosotros existimos dentro de él y nunca podemos alcanzar sus límites. La creación se manifiesta cuando esta unidad cambia y genera una dualidad, hasta que el movimiento de una parte de esta unidad necesita una

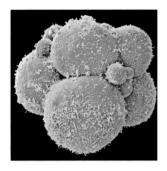

El microcosmos dentro del macrocosmos

La concepción y el desarrollo del feto es un reflejo de las visiones tradicionales de la creación. La ciencia médica todavía no es capaz de explicar cómo se inicia la vida.

La fuente subyacente de todas las cosas parece otorgar al espermatozoide y al óvulo el potencial de una nueva vida. Cuando entran en contacto, primero se convierten en uno, pero de inmediato empiezan a dividirse una y otra vez para formar células, como muestra la fotografía superior de un embrión humano de ocho células. Al principio, las células no están diferenciadas, de forma similar al desdoblamiento de la energía del universo antes de hacerse reconocible como materia.

Eventualmente, estas células en división forman un organismo completo y autónomo, con vida propia, y preparado para su irrupción en el mundo. Ésta es la estructura física y de energía sutil que reconocemos como un ser vivo.

reacción del resto. Esta dualidad es la base para la manifestación de algo que podemos empezar a comprender: la energía, que en último extremo se «condensa» en la materia física. Los místicos experimentan esta energía como «luz», es el *chi* o el *prana* de la tradición oriental, y el «mercurio» de la alquimia. Es la energía básica del universo, y se presenta en diferentes formas según el nivel donde se la considere. En términos de curación es la fuerza de la vida, pero en términos físicos es la electricidad.

El origen de esta energía se encuentra al parecer en los polos opuestos de la creación. Existe la luz y la oscuridad, el macho y la hembra. En la tradición taoísta existe el *yang* y el *yin*; en la Biblia, el cielo y la tierra, y en el Veda, *purusha* y *prakriti*. Una vez creada esta dualidad, los pasos subsiguientes la multiplican inmediatamente para producir la complejidad infinita del mundo físico conocido.

En muchas tradiciones, los elementos se consideran manifestaciones de la energía original. Hay cuatro o cinco elementos, en función de la tradición; pero si observamos más atentamente, los cuatro elementos de algunas teorías pueden aunarse para formar el quinto. En la alquimia, los elementos son la tierra, el agua, el aire y el fuego, que se combinan para producir el quinto elemento: la «quintaesencia» o el «éter». En la tradición védica, existen también cinco elementos, con los mismos nombres y significados que los de la alquimia. La tradición taoísta es un poco diferente, ya que el quinto elemento es la madera y no el éter. Ambas tradiciones orientales parecen haber perdido el estado de combinación de los cuatro elementos para formar el quinto; sin embargo, el papel que desempeñan los elementos en el desarrollo del mundo como lo conocemos es el mismo.

Estos elementos no deberían confundirse con sus contrapartidas físicas. La falta de una comprensión real de lo que estos elementos representan ha provocado un desprecio por la alquimia y resulta difícil entender su correspondencia oriental. Los elementos describen un estado energético, del mismo modo que el agua puede ser sólida (hielo), líquida (agua) o gaseosa (vapor). Es una manera de relacionar lo que nosotros percibimos de los objetos y las emociones con un lugar en el cosmos. Desde esta comprensión, la pérdida de equilibrio en nosotros mismos, que precede a la pérdida de salud, puede considerarse como una pérdida de armonía entre los elementos que forman nuestra existencia. La medicina

[…] existe un estado previo a la creación donde todo está contenido, pero como una unidad indivisible. Este estado ha permanecido siempre presente, permanece presente ahora y lo estará eternamente.

ayurvédica y la medicina tradicional china utilizan estos elementos como herramientas para el diagnóstico y el tratamiento.

En sus orígenes, la medicina occidental tenía una visión similar de la enfermedad, y las palabras «melancólico» (relacionada con la tierra), «colérico» (con el agua), «sanguíneo» (con el fuego) y «bilioso» (con el aire) son términos alquímicos para describir la enfermedad. La fitoterapia, la primera forma de tratamiento «farmacológico», se hallaba estrechamente ligada a las indicaciones astrológicas, y la astrología por su parte estaba estrechamente ligada a la alquimia. La medicina moderna torna a estas tradiciones en algunas ramas de la psicología; Jung (1865-1961) era un estudiante de alquimia y observó cómo se imbricaba con nuestra imaginación y nuestros pensamientos.

La ciencia moderna, aunque parece diferir de estas enseñanzas, nunca ha explicado el origen absoluto del cosmos. No obstante, las teorías más progresistas de la física se acercan mucho a estas ideas. Hoy en día, la materia es concebida como una forma de energía, resultado de una combinación de fuerzas opuestas, posiblemente el océano de Dirac y la radiación electromagnética. Junto a todo esto existe una fuerza inexplicable, el vacío cuántico (*véase* pág. 30).

LA TEORÍA DE LOS CUERPOS SUTILES

Uno de los mayores escollos en la aceptación de la medicina energética por parte de la sociedad científica actual es que ha sido imposible probar la existencia de la energía del cuerpo a través de las técnicas científicas aceptadas. Se muestra una falta de respeto hacia los resultados de las pruebas, y las críticas sobre los métodos científicos utilizados menoscaban constantemente los intentos de probar la validez de la medicina energética, a pesar de que las investigaciones de la medicina convencional se encuentran con estos mismos problemas.

No obstante, no es necesario utilizar sofisticadas técnicas de tecnología para detectar la energía del organismo. Tampoco es necesario poseer habilidades psíquicas o de médium. Experimentamos constantemente esta energía, todo el tiempo. Es lo que activa nuestros pensamientos, emociones y acciones. Es la sustancia que nos imprime la cualidad que llamamos «vida». Esta sustancia vital es como la electricidad; cuando fluye a través de un aparato (o de nosotros), ella (o nosotros mismos) lo pone en marcha. Y como la electricidad, cuando fluye, crea un campo de energía. Esto es lo que los sanadores energéticos perciben alrededor y en el interior del cuerpo humano.

Este campo energético o campo de fuerza del cuerpo se imagina con frecuencia formado por distintas capas, como una cebolla, pero probablemente no se ajusta a la realidad. De hecho se presenta como una banda continua de energía que vibra a frecuencias cada vez más altas. Al observar las frecuencias del campo de energía del cuerpo, Valerie Hunt, una científica médica de Estados Unidos, descubrió que las frecuencias se aceleran al aumentar la distancia del cuerpo. Incluso hay algo más extraordinario: descubrió que la frecuencia predominante en el campo energético de una persona es la misma que la frecuencia del color observado por personas de reputados poderes psíquicos. Esto coincide sorprendentemente con las antiguas enseñanzas, las lecturas psíquicas y las observaciones científicas.

Ha existido una larga tradición de dividir desde un punto de vista conceptual el campo de energía del cuerpo en diferentes componentes. Se ofrecen muchas similitudes entre estas tradiciones. La occidental lo divide en cuatro capas principales. La primera se denomina etérea o salud, aura. Está íntimamente conectada con el cuerpo físico y presenta el aspecto de una plantilla alrededor de la cual se forma y se mantiene el cuerpo físico. Esto resulta equivalente al campo morfogénico definido por Rupert Sheldrake y al *chi* del sistema chino. Se cree que los meridianos de la acupuntura son la unión entre el cuerpo etéreo y el cuerpo físico. La energía pasa por encima de ambos y a través del cuerpo físico.

El cuerpo etéreo es el que las personas con poderes psíquicos ven con mayor facilidad en el «aura». Este cuerpo está muy ligado a la salud física y nos aporta nuestra sensación de vida y bienestar, o lo contrario. También forma nuestras sensaciones instintivas, aquellas que nos protegen de manera específica a nivel físico, y nos muestran cómo «saber» que un puente no es seguro de atravesar, o viceversa. El acceso a este tipo de información es más fácil para los animales que para nosotros, ya que tendemos a silenciar estos mensajes con nuestros deseos, temores y preferencias, los cuales alcanzan otras capas del campo de energía.

La segunda capa es la emocional, también conocida como cuerpo astral. Éste puede separarse del cuerpo etéreo y del cuerpo físico con bastante facilidad. Las experiencias fuera-del-cuerpo, los viajes chamánicos y los viajes astrales alcanzan este objetivo con el fin de viajar a la esfera universal, astral o del mundo de los

...[la energía] es la sustancia que nos imprime la cualidad que llamamos «vida».

sueños, como opuestos a la esfera física. Cada noche usamos esta capa para soñar. El cuerpo astral nos afecta constantemente durante el día dado que es aquí donde se origina la mayor parte de nuestras emociones. En la sociedad actual, muchas enfermedades alcanzan el cuerpo astral debido a la fascinación por nuestras emociones y nuestra incapacidad para manejarlas limpiamente.

La tercera capa es el cuerpo mental. Aquí se genera el pensamiento. Podemos reconocerlo como nuestra capacidad de razonamiento. Contamos con dos tipos de pensamiento, y estos se hallan en el cuerpo mental. El nivel interno está compuesto de pensamientos concretos, como cuando planeamos una comida. La mayoría de la gente le dedica mucho tiempo, y está muy relacionado con nuestro ego o personalidad. El cuerpo mental superior o externo se ocupa de las ideas abstractas, como la filosofía y la teología. Esta capa externa contiene nuestro sistema de valores. Muchos de los valores que imaginamos o hemos heredado se basan en un razonamiento imperfecto o restringido, y la mentira que esto genera es una fuente de muchas enfermedades e infelicidad. La mayoría de la gente no conoce este nivel de consciencia.

La cuarta capa es el cuerpo causal o el yo superior. Puede ser difícil acceder a él conscientemente, aunque siempre apoya y guía a los otros cuerpos. Uno de los objetivos de las prácticas espirituales, como la meditación y la oración, es establecer contacto de manera consciente con esta capa. Es este cuerpo sutil el que recibe la emoción primaria, el amor incondicional. Nosotros lo experimentamos como la alegría que parece proceder de una sensación de bienestar o de apertura en la zona del corazón. El registro de esta emoción es otro de los beneficios de la práctica espiritual.

Si recibimos información de la fuente de todo el saber del yo superior, la comprensión que experimentamos es intuición. Esto difiere de la información instintiva que recibimos del cuerpo etéreo, el cual está basado en el conocimiento consciente e inconsciente que poseemos; pero representa un paso más allá. Una vez recibimos la intuición podemos ver retrospectivamente cómo la obtuvimos en todo momento; sin embargo, no sucede lo mismo con la percepción de cómo

Mejorar la toma de consciencia del cuerpo etéreo

El acto de moverse genera un aumento de la actividad en el cuerpo etéreo. Este ejercicio sufí formaliza el proceso:

1. Manténgase de pie con los brazos por encima de la cabeza y salte arriba y abajo. Cuando toque el suelo espire gritando «¡jú!». Aterrice con fuerza sobre sus talones. Siga con ello vigorosamente tanto tiempo como le sea posible, continúe entonces un poco más antes de tumbarse.

2. Observe su cuerpo. Su respiración está «respirando por sí misma». Temporalmente, ha desencadenado de manera inconsciente el aplazamiento de la respiración natural, para liberar un flujo de energía. También será consciente de la rapidez de su latido cardíaco.

Asimismo puede sentir otros signos de la energía atrapada en el cuerpo etéreo y en el cuerpo físico (calambres, hormigueo, dolor, entumecimiento o frialdad), además de sensación de flujo, vibración, calor o expansión, todas ellas experiencias directas del cuerpo etéreo.

En ocasiones, el cuerpo astral se activa y es posible sentir emociones de bienestar. Puede tener tanta suerte como para recibir visualizaciones, percepción e incluso la felicidad del amor incondicional.

ADVERTENCIA: NO REALIZAR ESTE EJERCICIO DURANTE EL EMBARAZO O SI PADECE ALGUNA ENFERMEDAD CARDÍACA O ASMA GRAVE.

usarla. Cada persona recibe la intuición a su manera. Puede ser una realización «obvia» después de una larga consideración sobre una materia, sin llegar a ninguna conclusión; o después de mucho pensar, emerge una intensa fuerza emocional que nos lleva a elegir una manera de actuar, por encima de otras que hubieran supuesto un juicio más lógico. Con frecuencia, la información aportada por la intuición demuestra con gran rapidez ser la decisión correcta.

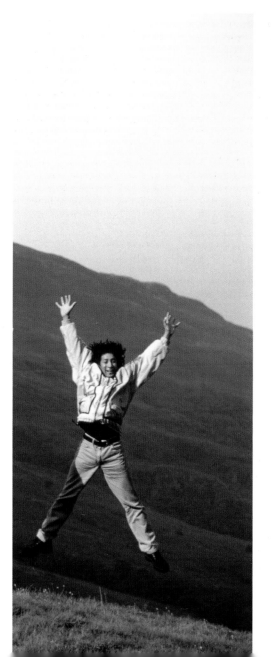

Seguir la intuición

«Estaba en el dilema de comprar una segunda residencia. Cuando se materializó mi sueño, parecía gracias a la providencia del universo; pero a pesar de que estaba muy entusiasmada, no estaba completamente segura. La noche anterior, antes de tomar la decisión final, busqué ayuda en mi yo superior, y me desperté dándome cuenta de que la decisión de comprar sería una locura, dado que el proyecto me supondría mucho más tiempo y energía del que había previsto. Nunca me arrepentí de la decisión de no comprar, ya que mi intuición me demostró que mi tiempo y energía se encuentran en este momento suficientemente dispersas.»

Helen

Nuestra apreciación de la energía corporal se puede favorecer mediante la práctica de ejercicios que incrementan el acceso directo a ella misma. La vía principal para conseguirlo se basa en el movimiento, la respiración y la visualización. Durante milenios, las tradiciones esotéricas, como el yoga, el *tai chi*, el *chi kung*, el budismo, el sufismo, el *quabbala* y las prácticas de alquimia, han utilizado estos métodos con ese propósito. Los fármacos psicotropos también pueden conseguir este efecto, pero es temporal, incompleto y potencialmente nocivo. Por esta razón, debería evitarse la utilización de este tipo de fármacos, pero también porque disminuyen, en lugar de aumentar, la habilidad natural para abrir las energías corporales.

UTILIZACIÓN DE LAS AFIRMACIONES PARA ACTIVAR LA ENERGÍA

Las afirmaciones son un intento de cambiar el comportamiento y eliminar patrones de valores que nos provocan enfermedad, o crean otros problemas vitales. Los modelos de valores alcanzan al cuerpo mental y ejercen un intenso efecto sobre el cuerpo emocional, ya que provocan que tengamos respuestas emocionales distorsionadas. Éstas pueden filtrarse hasta el cuerpo físico en forma de enfermedad física o alteraciones psicológicas.

Las afirmaciones influyen sobre el subconsciente. Se trata de aseveraciones positivas, realizadas en el presente, cuyo objetivo es cambiar el estado de salud, el estilo de vida o las cualidades internas por algo que se desee y de lo que se carece en ese momento. Las afirmaciones son ideadas en nuestra mente despierta, consciente, la cual, a pesar de lo que se cree, posee poca capacidad de cambio. Así pues, la finalidad es conseguir que el subconsciente acepte la afirmación.

Existen varias formas para conseguir que el subconsciente acepte la afirmación de forma efectiva. En primer lugar son importantes los términos utilizados. El subconsciente no funciona con palabras, sino con las imágenes, los sentimientos, las sensaciones corporales, los temores y los deseos que las palabras evocan. Así pues, los términos no deben incluir negaciones, ya que el subconsciente formaría una imagen de lo negativo, sin tener en cuenta la negación. Si alguien dice: «Esto no duele», la mente del receptor comprenderá la palabra «duele», y la persona esperará dolor, a pesar de la afirmación hecha.

Además, la afirmación debe hacerse en presente, ya que de otra manera el subconsciente tomará la

«Actuar como si»

Probablemente, las afirmaciones son una adaptación de una antigua práctica mágica llamada «actuar como si»; según ésta, la cualidad deseada se asume como existente y se vive como si fuera cierta. Con frecuencia, esta práctica se realiza de manera natural y forma parte del proceso de aprendizaje cuando crecemos. Los juegos de «Supongamos que…» son un ejemplo. La representación de las afirmaciones puede constituir una forma excelente de activarlas, aunque deben ser realistas. Un asmático que dejara de tomar la medicación para actuar «como si no tuviera asma», por supuesto que estaría comportándose inapropiadamente; pero el cambio de la actitud habitual hacia la de una persona sin asma sería beneficioso. Métodos como la técnica de Alexander llegan a ser útiles en estos casos.

Cómo hacer efectiva una afirmación

La manera de presentar una afirmación es muy importante. No debe escribirse cientos de veces, ni recordarse a cada momento, ni anunciarse por todas partes. Al igual que un niño travieso, el subconsciente es brillante y capaz, pero odia ser obligado. Considera esta actitud como una orden y empieza a ignorar la afirmación.

En su lugar, se debe ayudar al subconsciente a aceptar la afirmación grabándola en su tendencia creativa. Escriba la afirmación con caligrafía decorativa e ilústrela con dibujos y recortes. Haga una canción o un poema o un baile para acompañarla. Esto crea una sensación de amplitud, alegría y diversión a la que el subconsciente naturalmente responde.

Afirmación sobre el asma

Si tiene asma, puede utilizar la afirmación: «Elijo inspirar y espirar con facilidad y libertad. Dispongo de todo el aire necesario que entra y sale de mis pulmones». Son aseveraciones no «ciertas», pero así es como funciona una afirmación; debe asumirse como existente aquello que es deseado.

aseveración en sentido literal y asumirá que el problema puede resolverse en algún momento futuro. Así, una afirmación acerca del asma necesita ser formulada como: «Puedo respirar libremente y con facilidad», en lugar de «Voy a ser capaz de respirar libremente y con facilidad».

La afirmación debería formularse como una sugerencia más que como una orden, que irritaría al subconsciente debido a que la afirmación no es, por el momento, cierta. Es esta fe exagerada la que ha creado en primer lugar el problema, de manera que todavía es intensa y puede socavar fácilmente la nueva manera de ser, a menos que actúe con prudencia. Así pues, en la afirmación del asma no debería decirse: «Pulmones, inspirad y espirad libremente», sino: «He elegido respirar libremente». Lo que es importante respecto a la afirmación es la emoción que le imprimamos. El miedo es destructivo y una causa habitual de fracaso, ya que refuerza las creencias negativas. El deseo es positivo siempre y cuando no se convierta en ansia. Ésta es otra forma de expresar el miedo a que no se produzca el resultado positivo de la afirmación. El amor es una emoción extremadamente positiva para llevar a cabo una afirmación.

Otra manera de incrementar el acceso de la afirmación al subconsciente consiste en utilizarla cuando el consciente tiene el acceso más fácil al subconsciente. Justo antes del sueño y justo al despertar son buenos momentos. El uso de la afirmación durante un período de relajación, como es el caso de una sesión de entrenamiento autogénico o una sesión de hipnosis, también es un método efectivo.

Existen dos razones principales para que una afirmación fracase. La primera, en la que los patrones emocionales negativos que hacen necesaria la afirmación se refuerzan en un primer momento, podría evitarse formulando de manera correcta la afirmación. Si sigue existiendo un problema, es decir, que algo que se siente no es cierto, con toda probabilidad deberemos mirar más profundamente los patrones de hábito o nuestros valores.

La segunda razón habitual para que una afirmación fracase consiste en usarla inapropiadamente a fin de cambiar algo. Esto es más difícil de solucionar. Los milagros ocurren, pero a largo plazo la utilización de las afirmaciones para conseguir lo que queremos no es constructiva.

Todos hemos tenido la experiencia de conseguir aquello que queríamos para acabar dándonos cuenta de que después de todo no nos gusta, o que no satisface nuestras necesidades. Esto se debe a que nuestro deseo se había originado en el cuerpo mental o el cuerpo emocional, en lugar de provenir del cuerpo causal. Por lo tanto, en el cuerpo sutil, entender una causa mayor de enfermedad no es atender a este aspecto divino del yo. El camino hacia la verdadera curación es la realineación de los cuerpos sutiles inferiores con esta parte de nuestra existencia. La curación se produce entonces de forma natural. Una afirmación que se centra específicamente en esta realineación es la práctica de algún tipo de oración.

Derecha: en este manual taoísta de meteorología del siglo XIX se combinan la cualidad yang, del fuego, y la cualidad yin, de una nube.

MEDICINA TRADICIONAL ORIENTAL

A partir de las teorías cosmológicas tradicionales (*véase* pág. 34), las dinastías orientales desarrollaron una filosofía que abarcaba la energía de la vida, la salud y la enfermedad y, a partir de ella, un sistema de medicina. Probablemente influida por el Veda hinduista, la tradición taoísta de la filosofía china considera que todas las cosas del universo se crearon a partir de la energía llamada *chi*, con dos formas fundamentales (*yin* y *yang*), la dualidad básica para la creación. El *yang* se considera habitualmente como el principio masculino, y el *yin* como el principio femenino. No obstante, estas definiciones se aproximan demasiado. Ambas se presentan siempre como parejas de opuestos; el *yang* describe las cualidades más activas, de dureza y penetrantes, y el *yin* las cualidades más receptivas, tiernas, complacientes (*véase* derecha).

La filosofía oriental cree que el cambio es lo único constante en el mundo físico, dado que el equilibrio entre el *yin* y el *yang* siempre varía. Este hecho es fácil de observar en la naturaleza y en el fenómeno de la vida. Nada es enteramente *yin* o *yang*. El conocido símbolo del «Tao» del *yin* y el *yang* (*véase* fotografía, derecha) presenta dos «comas» contrastadas y enlazadas dentro de un círculo que las rodea. Los puntos de distinto color situados dentro de las comas nos recuerdan que dentro del *yin* se encuentra la semilla del *yang*, y viceversa.

Todo tiene componentes *yin* y *yang*, y es relativamente *yin* o *yang* respecto a otra cosa. Por ejemplo, la dureza es una cualidad *yang*, y la blandura es *yin*. El diamante escribirá sobre el vidrio porque el vidrio es *yin*, comparado con el diamante. Pero el vidrio escribe sobre el plexiglás porque el vidrio es *yang*, comparado con el plexiglás.

El *chi* es considerado como la fuerza básica de la vida, y su flujo es responsable de la función diaria del cuerpo viviente y su protección frente a la enfermedad. El *chi* penetra el universo. La formación de un cuerpo humano fija algo de este *chi* en la forma de vida, y esto es responsable de lo que nosotros entendemos como vida

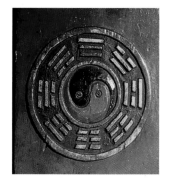

Ejemplos de parejas *yang* y *yin*:
duro – blando
luz – oscuridad
positivo – negativo
varón – hembra
convexo – cóncavo
caliente – frío
cielo – tierra
rápido – lento
centrado – difuso

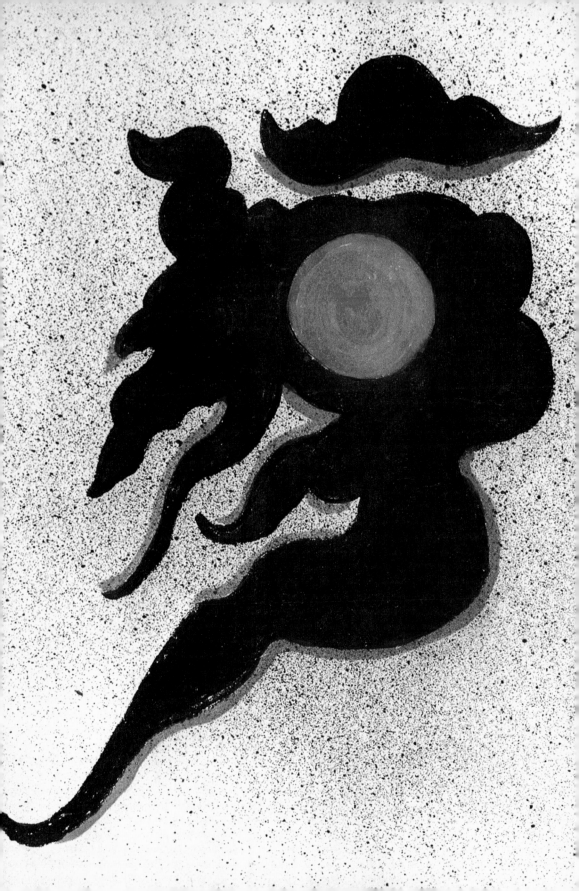

y salud. A lo largo de la vida, continuamos absorbiendo *chi* a través de los alimentos y la respiración. El *chi* se distribuye mediante conductos invisibles conocidos como «meridianos». Éstos conducen el *chi* a lo largo de la superficie del cuerpo, para protegerlo de la enfermedad que ataca desde el exterior. Cada meridiano fluye también internamente y pasa a través del órgano del que toma el nombre. Dentro del cuerpo, el *chi* mantiene una tensión de energía vital en el órgano, algo similar al aire dentro de un neumático, que le permite funcionar a pleno rendimiento. Las líneas de los meridianos transcurren asimismo cerca de los nervios y vasos sanguíneos.

Existen doce meridianos bilaterales y dos centrales. Todos ellos corren a lo largo del cuerpo y reciben el nombre del órgano con el que están relacionados. Los órganos y sus meridianos asociados forman seis pares; dentro de cada par, un órgano y un meridiano son considerados *yin* y el otro *yang*. Los dos meridianos centrales son: el vaso «concepción» *yin* (que corre por la parte anterior del cuerpo) y el vaso «gobernador» *yang* (que corre por la parte posterior del cuerpo). Estos meridianos no están asociados a ningún órgano específico.

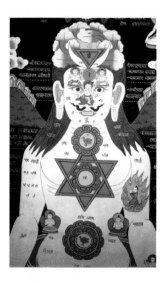

La medicina oriental ha situado puntos en los meridianos, conocidos como puntos de acupuntura; con ellos puede manipularse el flujo del *chi* mediante la utilización de agujas o presión. Se ha sugerido que los meridianos se encuentran en el punto de unión entre el cuerpo etéreo y el cuerpo físico, y que el *chi* que fluye a lo largo de ellos afecta al cuerpo físico y produce un efecto de campo electromagnético en los nervios y los vasos sanguíneos que se encuentran cerca. Parece existir cierta actividad eléctrica en los meridianos. Se ha demostrado que los puntos de acupuntura son zonas en las que es posible medir una disminución de la resistencia eléctrica de la piel. Durante mucho tiempo, se creyó que los meridianos no existían desde el punto de vista físico, sino sólo como un mapa útil del flujo de energía del organismo. Sin embargo, hay investigaciones científicas que apoyan la existencia física de los meridianos.

La medicina oriental ha desarrollado todavía más la idea del *chi*. Ésta postula una energía más sólida y de movimiento más lento que contribuye a la forma y a la constitución sana del cuerpo humano, denominada *jing*. La mayor parte de ella se adquiere a partir de nuestros padres en el momento de la concepción, pero también puede crearse a lo largo de la vida a partir del *chi*. Las funciones del *jing* son establecer la constitución sana básica y revelar el desarrollo del organismo, desde la infancia, pasando por la adolescencia hasta la vejez. Es especialmente importante en la función reproductora.

En la medicina china, el alma o espíritu del cuerpo se considera como una parte integral del sistema energético del cual está compuesto todo el organismo. Esta parte del sistema energético recibe el nombre de *shen*.

Teoría de los cinco elementos

La medicina oriental utiliza otro concepto, en relación con el flujo del *chi*, para explicar cómo se mantiene el funcionamiento armónico del cuerpo en estado de salud y cómo se desequilibra en caso de enfermedad. Una vez que el *chi* aparece en forma física, fluye a través de un ciclo con cinco cualidades distintas, conocidas como los cinco elementos. Éstos son: la tierra, el metal, el agua, la madera y el fuego. De nuevo, como en el caso del *yin* y el *yang*, no se trata de subdivisiones estrictas, sino de una manera de dividir los fenómenos en cinco categorías, común en varias tradiciones antiguas. El *chi* fluye en el organismo alrededor del sistema de meridianos, de manera que circula a través de estos cinco elementos. Los órganos y los meridianos están asociados cada uno de ellos con un elemento, del mismo modo que presentan una cualidad *yin* o *yang*.

Por ejemplo, el riñón y la vejiga urinaria son agua, mientras que el hígado y la vesícula biliar son madera.

Si se altera este flujo natural, se alterará el equilibrio entre los elementos, lo que es causa de enfermedad. El médico oriental sabe, a partir de los síntomas físicos, si el *chi* general del organismo se encuentra desequilibrado, y también sabe qué elemento o elementos están desequilibrados. Aplica entonces sus conocimientos sobre la teoría del *yin* y el *yang* y la teoría de los cinco elementos para restablecer el nivel del *chi* y su flujo a través del cuerpo. Una vez éstos se hallan corregidos, el *chi* influirá sobre las funciones físicas del organismo y se restaurará el estado de salud.

La corrección del *chi* puede conseguirse de diversas maneras, con frecuencia combinadas. La más conocida es la acupuntura, pero también se utiliza la moxibustión, la dieta, las hierbas,

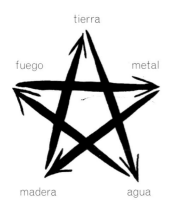

tierra

fuego · metal

madera · agua

Los dos ciclos

La teoría de los cinco elementos consiste en dos ciclos básicos de flujo rítmico de energía: el ciclo de generación y el ciclo de destrucción. En el ciclo de generación, el chi fluye desde la tierra al metal, de éste al agua, de ésta a la madera, desde la que fluye al fuego, para volver finalmente a la tierra. Esto se representa con frecuencia por medio de un diagrama en forma de pentágono. El ciclo de destrucción conecta los mismos elementos; empieza por la tierra, después el agua, seguida del fuego, más tarde el metal, de aquí a la madera y de vuelta a la tierra. Por lo general, se representa en forma de diagrama como una estrella de cinco puntas. Por lo tanto, si se produce un aumento del chi en el elemento madera, el tratamiento consistirá en estimular la salida del chi de la madera hacia el fuego (con el ciclo de generación), o inhibir el flujo hacia el elemento madera, al actuar sobre el elemento metal (con el ciclo de destrucción).

el ejercicio estimulante del *chi* (*chi kung*) y el masaje (*tui na*). En conjunto, todos estos tratamientos componen el espectro completo de la medicina tradicional china.

Tanto en la cultura china como en la japonesa, estas teorías del *yin* y el *yang* y de los cinco elementos son aplicadas a cualquier aspecto de la vida, incluida la alimentación, el entorno, el ejercicio (artes marciales como el *aikido* y el *karate*, así como el *tai chi*) y el estilo de vida. Existen también otros métodos de curación que tienen en cuenta estas teorías. El *shiatsu* (*véase* pág. 76) sigue muy estrictamente la tradición, y terapias más modernas, como el balance cero (*véase* pág. 91) y el toque terapéutico (*véase* pág. 80), también se han inspirado en el sistema de curación tradicional oriental.

EL SISTEMA DE LOS *CHAKRAS*

La religión hindú cuenta probablemente con el texto sagrado más antiguo que se conoce, el Veda, escrito en sánscrito. Estas enseñanzas describen una estructura de anatomía sutil del hombre que influyó en el pensamiento *New Age* más profundamente que la cosmología oriental, aunque su origen con frecuencia no se tiene en cuenta.

Esta anatomía y fisiología sutiles no pueden contemplarse con la visión objetiva de la ciencia, sino sólo practicando su existencia. Entonces, se hace indiscutiblemente real. El *prana* es la energía básica de la vida en la teoría yóguica, y corresponde al *chi* del concepto oriental. Es lo que se entiende bajo el término «energía» y lo que nosotros experimentamos como estar vivo. Esta energía pasa de los cuerpos sutiles al cuerpo físico a través de los *chakras*.

El desarrollo, abertura o activación de los *chakras* es una parte natural de la evolución de la existencia humana.

Actuar en la vida siguiendo una senda espiritual favorece una aceleración de la activación. Esto ocurre de dos maneras. La primera es más «occidental», ya que el desarrollo de los *chakras* se activa según la forma que tengamos de pensar y actuar en nuestra vida cotidiana. El punto de vista «oriental» utiliza esto mismo, pero también realiza ejercicios físicos y mentales específicos para la activación de los *chakras*. El primer método es más seguro cuando se carece de un maestro, dado el riesgo de activar los *chakras* de forma inadecuada.

Los *chakras* parecen descender puntos ante el *prana* sutil del universo a la hora de entrar en el cuerpo físico. La estrecha relación entre las glándulas endocrinas y los

El significado de los *chakras*

Chakra *significa «rueda» o «flor de loto» en sánscrito (véase derecha). El médico los ve como si girasen, como coloreados vórtices de energía. La idea de la flor de loto proviene del hecho de considerar que éstas tienen sus raíces en el cuerpo físico, y sus flores en los cuerpos sutiles. Según el desarrollo espiritual de la persona, la «flor» está en fase de capullo, parcial o completamente abierta.*

Cada chakra *se encuentra alineado con una de las glándulas endocrinas mayores y también con un plexo nervioso principal en el cuerpo físico. Asimismo, se relaciona con los órganos vecinos. El conjunto de los siete* chakras *cubre todas nuestras actividades: integración de todo el pensamiento, respiración, circulación, digestión, reproducción y excreción. Del mismo modo, están relacionados con las cualidades de la existencia: amor, sabiduría, brillantez, confianza, realización, tranquilidad y paciencia.*

Los chakras presentan otras conexiones, como los colores, dioses y diosas, los sonidos y los planetas astrológicos «personales». La utilización de este tipo de conexión permite un mejor contacto con la energía del chakra.

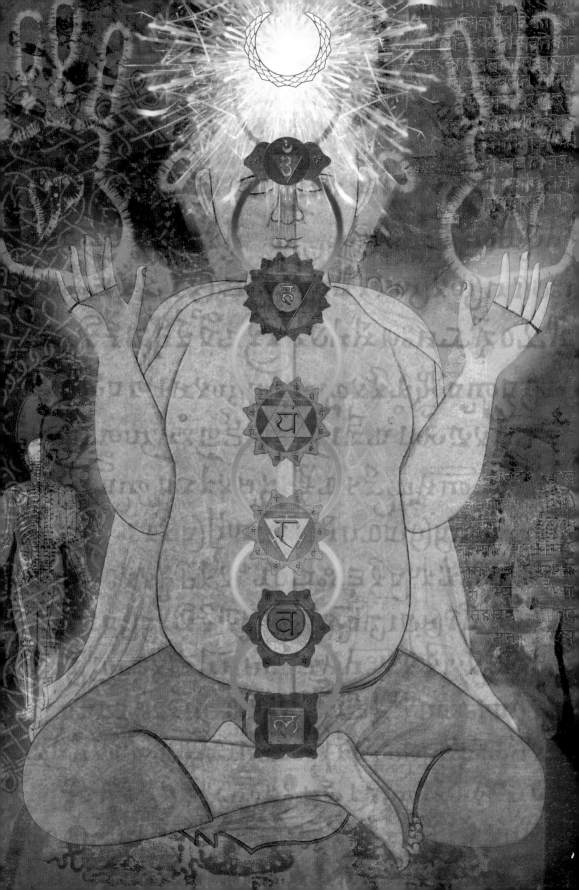

plexos nerviosos indica que la activación pasa al plano físico a través de estas estructuras anatómicas. Esto es plausible, puesto que ambos son esenciales para el funcionamiento armónico necesario del organismo a fin de que éste se mantenga sano.

Una vez que la energía transmutada en los *chakras* toma contacto con el cuerpo físico, circula a través de unos conductos energéticos denominados *nadis*. La Upanishad habla de 350.000 *nadis*, pero existen catorce fundamentales. Es interesante el hecho de que también en la medicina oriental son catorce los meridianos (*véase* pág. 44), y es posible que exista una relación entre los dos conceptos. A través de los *nadis*, cada célula del organismo está conectada energéticamente con el todo.

Existen otros dos aspectos menos conocidos de la anatomía sutil sánscrita. El primero es el *sushumna nadi*. Se trata de un flujo de energía que transcurre desde la base de la médula espinal hasta lo alto de la cabeza; crea un lazo entre todos los *chakras*, desde la corona hasta la base. Se le conoce como el «canal del fuego» y es el *nadi* más importante. El *sushumna* se divide en tres fuerzas concéntricas. La más interna, *citrini*, equilibra la energía de las dos fuerzas más externas y es conocida como el «camino celestial». La fuerza intermedia se denomina *vajra* y se trata de una energía activa y llena de fuerza, mientras que la fuerza más externa, la llamada *sushumna*, conlleva inercia e inactividad.

A lo largo de este *nadi* asciende la energía *kundalini*, si es activada. Kundalini es la diosa serpiente, representada en las pinturas tradicionales enrollada alrededor del *chakra* base. Al despertar, sube a través de los *chakras* y los activa uno por uno. Una vez *kundalini* ha alcanzado el *chakra* corona, se ha conseguido la iluminación.

Esta activación afecta también al cuerpo físico, presumiblemente por los vínculos existentes entre los *chakras* y el cuerpo físico. Esta experiencia tiene su importancia. Se debe tener sumo cuidado para evitar la activación forzada de los *chakras*, sobre todo la activación prematura del *kundalini*. La energía que se genera es demasiada si el cuerpo físico no ha sido preparado de forma conveniente. Todo esto puede llevar a enfermedades psicológicas e incluso físicas, así como a estados de locura.

Entrelazadas con el *sushumna nadi* hay otras dos fuerzas, *ida* y *pingali*. La *ida* se relaciona con la energía de la Luna, lo que indica que según el pensamiento oriental es *yin*, y la *pingali* está relacionada con el Sol, es

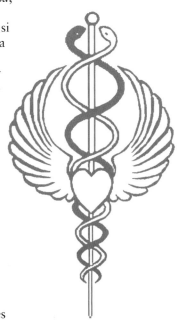

decir, con el *yang*. Estas dos energías forman un trenzado enroscado a la columna central del *sushumna*. El modelo resultante es extraordinariamente similar a la vara de Esculapio, que sujetaba tradicionalmente Esculapio (o Asclepio), padre de la medicina en la mitología. Es el mismo símbolo empleado hoy en día para representar la medicina moderna.

Las energías *ida* y *pingali* relacionan los *chakras*, aunque no está claro si éstos constituyen el punto de cruce de estas dos fuerzas, o si se forman en el espacio entre los puntos de cruce. Las energías *ida* y *pingali* pueden ser generadas o generarse ellas mismas por medio de las diferentes actividades de los hemisferios derecho e izquierdo del cerebro. Ésta debe de ser una de las formas en que la psicología, con su interés por el consciente y el subconsciente, puede influir sobre el campo energético del individuo y, por lo tanto, sobre la salud (y viceversa).

Por último, las enseñanzas sánscritas antiguas rodean esta estructura de la anatomía sutil con los cuatro cuerpos sutiles descritos en las páginas 36-40.

[...] la psicología, con su interés por el consciente y el subconsciente, puede influir sobre el campo energético del individuo y, por lo tanto, sobre la salud (y viceversa).

PERCEPCIÓN DE LA ENERGÍA

Hasta el momento, la ciencia no ha sido capaz de medir las energías sutiles de la tierra o el campo energético del cuerpo humano; por este motivo muchos científicos se muestran escépticos en cuanto a su existencia. No obstante, a lo largo de todas las épocas y en todas las culturas, siempre ha existido gente capaz de detectar estas energías sutiles, mediante un «sexto sentido» o habilidad mística.

PERCEPCIÓN DEL AURA

Tradicionalmente, el campo de energía que rodea el cuerpo humano ha recibido el nombre de «aura». La mayoría de nosotros captamos impresiones emocionales y, de esta manera, tomamos consciencia del aspecto emocional del aura, sin ser capaces de verla o sentirla. Una definición de diccionario del término aura es: «Impresión emocional provocada por una persona o lugar». Las personas sensibles también pueden ver o sentir el aura de las personas, los lugares y los objetos.

El aura es el campo de energía del cuerpo y está formada por los cuerpos sutiles (*véanse* págs. 36-40). En la actualidad, el conocimiento de los campos energéticos sutiles, o aura, es en su mayor parte subjetivo. La fotografía Kirlian es un método para visualizar el aura científicamente, pero éste, al igual que otros métodos diseñados para medir y registrar el aura, ha fracasado en el intento de obtener el reconocimiento de los científicos. Muchas de estas técnicas parecen ser variaciones de la radiestesia (*véanse* págs. 52-54).

Todas las cosas del universo, tanto las inanimadas como las animadas, presentan un campo energético, ya que la materia en sí misma es una condensación de energía (*véanse* págs. 26-27). Este campo es el equivalente del campo etéreo del cuerpo humano. En los seres animados, las emociones y los pensamientos añaden más capas a los campos energéticos o aurales y componen los cuerpos emocional y mental. Así pues, el aura humana es más compleja que el aura animal, y también se diferencia de esta última porque posee el cuerpo causal, el cual se relaciona con el yo superior o lo «divino». Todos los objetos físicos y existencias animadas están conectados con la unidad de la energía, que es el universo, mediante sus campos aurales.

Visualización del aura

• *Sitúe el sujeto frente a una pared blanca y bajo una luz tenue, de manera que el cuerpo tenga un marco claro detrás.*

• *Dirija la mirada hacia la parte alta de la cabeza y seguidamente recorra con sus ojos el contorno del cuerpo varias veces. Vuelva a la cabeza, concéntrese durante 15 segundos y después relaje los ojos.*

• *En general, el aura aparece en primer lugar alrededor de la cabeza y hombros. Al principio puede ver un efecto parecido al de la neblina producida por el calor. Generalmente, el primer color en aparecer es el blanco. Los otros colores pueden ser fugaces, pero con el tiempo y la práctica se harán más intensos.*

Sentir el aura

Sitúese detrás de su compañero y frote sus manos durante 30 segundos. Seguidamente, coloque sus manos a ambos lados de la base del cráneo sin tocarlo. Manténgase durante un rato en esta posición para armonizar su aura y la de su compañero. Entonces, mueva sus manos alrededor del espacio de 10 a 15 cm del cuerpo. Le resultará más fácil si mantiene una mano quieta y usa la otra para notar los cambios. La mano izquierda acostumbra a ser más receptiva.

Las zonas correspondientes a los chakras son más fáciles de detectar. Puede sentir sensaciones de hormigueo, calor, frío, una «protuberancia» o un «vacío».

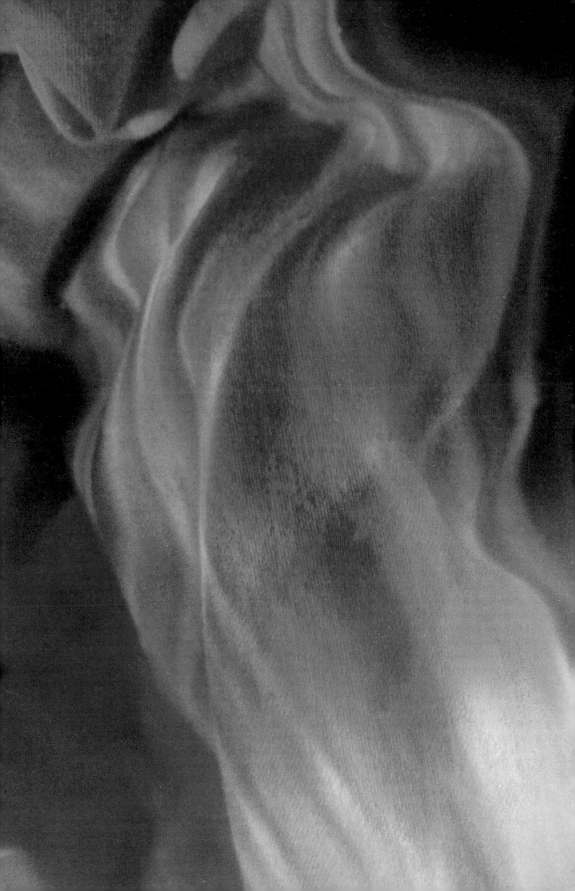

El tamaño del aura varía de persona a persona y de momento a momento. Las personas con una vitalidad o carisma evidentes presentan un aura más grande. El aura parece extenderse unos pocos centímetros o varios metros, como en el caso de algunos maestros espirituales. Cuando las personas consiguen una mayor conexión con su espiritualidad, sus auras crecen y se hacen más intensas. La mayor parte de este crecimiento suele ocurrir en los cuerpos mental y causal.

Gran parte de las enfermedades pueden visualizarse o sentirse en el cuerpo etéreo, aunque con frecuencia se originan en los cuerpos emocional y mental. Las personas que trabajan con las auras, tanto para el diagnóstico como para el tratamiento, centran su interés en aquellas zonas del aura que denotan falta de armonía, o que presentan un aspecto cansado o dañado.

Intuición del aura

Algunas personas presentan una habilidad natural, no para ver o sentir realmente el aura, pero sí para saber intuitivamente sobre ella. Esta habilidad puede presentar varias formas. Algunas personas sienten las emociones del sujeto, otras sienten los síntomas o los dolores, mientras que otras perciben imágenes.

Con frecuencia, las personas con este tipo de habilidad la reprimen. Sin disciplina o adiestramiento una persona puede verse abrumada por el sufrimiento de los demás. No obstante, con una preparación adecuada, es posible desarrollar esta habilidad y convertirse en una valiosa herramienta para el diagnóstico y tratamiento en el campo de la medicina energética.

LA TEORÍA DE LA RADIESTESIA

La radiestesia ha sido considerada siempre como algo mágico, y, por lo tanto, víctima del escepticismo. No es un tratamiento, pero sí una antigua herramienta para obtener información de la que no disponemos directamente, sino sólo de modo probable a partir del cuerpo etéreo.

Todos los métodos de la radiestesia están basados en la teoría de que, de manera subconsciente, nuestros cuerpos pueden detectar los cambios en los campos energéticos adyacentes. Cualquier cosa con la que entremos en contacto, bien en forma energética o física, provoca un cambio en nuestro campo. Aunque, en general, este efecto se produce en el cuerpo energético o etéreo, existen también pequeños cambios reflejados en el cuerpo físico. Se cree que éstos son de tipo eléctrico y que

Ejercicio

Frote sus manos enérgicamente durante 30 segundos y después separe sus manos alrededor de 60 cm, palma contra palma. Mantenga sus manos relajadas, pero esté atento a las sensaciones. Junte poco a poco las manos. Antes de que se toquen empiece a separarlas nuevamente hasta unos 15 cm. Repita la operación varias veces. Empezará a sentir sensaciones que no había notado con anterioridad, con frecuencia una sensación de «esponjosidad». Está sintiendo las capas internas de su aura que se empujan unas a otras.

ADVERTENCIA

- *Nunca observe o sienta el aura de otra persona sin su permiso. Es una invasión de su intimidad.*

- *Nunca «trabaje» el aura o campo energético de una persona sin su permiso. No puede conocer las necesidades del otro. La curación a través de los cuerpos sutiles consiste en permitir que las energías se muevan según las necesidades, y no detectar lo que está mal y fijarlo.*

- *No realice nunca el diagnóstico de una enfermedad física. La interpretación correcta de un aura es compleja y debería utilizarse sólo junto a otras informaciones.*

- *Tenga cuidado de a quién permite que contacte con sus cuerpos sutiles. Evite a aquellas personas que pretenden «equilibrar» o «abrir» sus chakras. Esto puede alterar el desdoblamiento natural de su consciencia espiritual.*

causan pequeñas alteraciones en el tono muscular o en la resistencia eléctrica de la piel. Todas las técnicas de la radiestesia actúan amplificando estos cambios.

Una de las funciones más conocidas de la radiestesia es la detección de aguas subterráneas (zahorismo), dado que el agua, como cualquier otra sustancia física, posee un campo energético. En la página 56 se exponen otros ejemplos de aplicación de la radiestesia a energías ambientales. Asimismo, puede utilizarse para obtener información sobre el cuerpo humano. No se sabe con exactitud la forma en que los radiestesistas lo realizan, pero es probable que contacten con el cuerpo etéreo del cliente a través de ellos mismos.

La radiestesia se torna más complicada y menos exacta de lo que la teoría básica indica, debido a que el cuerpo etéreo también está afectado por los cambios en los cuerpos mental y emocional. Esto significa que las creencias, pensamientos y emociones pueden influir sobre la técnica, lo cual falsea fácilmente los resultados, a no ser que el terapeuta sea capaz de mantener la mente clara. Los clientes también pueden influir de la misma manera, aunque suelen tener menor capacidad para conseguirlo. Las investigaciones sobre la radiestesia han demostrado su dificultad para ser estudiada científicamente, dado que el acto de observar puede influir sobre ella y producir resultados erróneos.

Los radiestesistas pueden trabajar sin implicar sus propios problemas porque se centran en el paciente y utilizan los cambios energéticos en su propio campo de energía para percibir los cambios de la otra persona. En ocasiones, el terapeuta trabaja con una muestra del paciente, conocida como «testigo» (*véase* a continuación y pág. 54). Ésta puede consistir en sangre, cabello o incluso una firma o una fotografía. Parece ser que los cambios en el campo de energía del paciente pasan a cualquier objeto que pueda ser identificado con él. Todavía es más extraordinario el hecho de que los cambios en el campo energético del paciente están siempre reflejados en el testigo. Esto significa que el mismo testigo puede ser utilizado indefinidamente, ya que su campo energético se reajusta de manera constante para reflejar el estado actual del paciente. Además, concuerda con la moderna propuesta científica de que todo está interconectado a través del quinto campo (*véase* pág. 30).

Algunos radiestesistas no requerirán más información que la del testigo, pero otros incorporarán sus técnicas dentro de una entrevista sobre los problemas del paciente.

Radiestesia

La radiestesia consta de varios métodos. Los más tradicionales son la utilización de una varilla ahorquillada o un péndulo. Otro método habitual consiste en el uso de dos trozos de alambre con forma de L, sostenidos suavemente con las manos.

Existen también métodos muy sofisticados que emplean «máquinas», como Radionic y Vegatest. En el caso del Radionic, el terapeuta utiliza un testigo (véanse págs. 53-55) en el aparato (con frecuencia conocido como «caja negra») para detectar lo que está mal, así como para transmitir el tratamiento radiónico para el paciente. El aparato Vegatest mide los cambios del potencial eléctrico a través de la piel, a fin de diagnosticar las zonas de debilidad y, además, los remedios homeopáticos necesarios que equilibren el sistema.

Otra reciente derivación de la radiestesia ha sido el desarrollo del test muscular o kinesiología aplicada (véase pág. 77).

Cuando un radiestesista desea descubrir una gran cantidad de información, por ejemplo en la búsqueda de intolerancias alimentarias o medicaciones adecuadas, sostiene contra el cuerpo o en la boca diferentes muestras de las sustancias a estudiar. Estas muestras son conocidas también como testigos.

Otros radiestesistas no utilizan testigos. Confían por completo en su habilidad para concentrar su pensamiento en la información específica que desean obtener. El propio pensamiento origina un cambio en el campo energético, en el cuerpo mental, y éste se filtra hacia los campos etéreo y físico, de manera que el método es perfectamente válido.

Algunos terapeutas emplean la radiestesia para el diagnóstico de lo que está mal física, emocional o incluso espiritualmente, pero esto requiere una mayor penetración en las sutilezas de los campos energéticos del paciente, por lo que aumenta el riesgo de inexactitudes. La utilización de estos métodos a otros niveles de los cuerpos sutiles también puede desarrollar una tendencia a confiar demasiado en la técnica, y por lo tanto, llevar a errores; algo que es inapropiado.

Es fácil aprender a aplicarse la radiestesia a uno mismo. Todos tenemos una habilidad natural, pero una mente abierta y la práctica la estimularán espectacularmente. Los primeros experimentos acostumbran a ser muy inexactos. Sin embargo, con el tiempo, los escollos se aclaran. Por ejemplo, estas técnicas desarrollan el poder de la mente para influir sobre los resultados; así verá que empieza a introducir aquello que espera encontrar en lugar de lo que realmente hay en ese momento.

ENERGÍAS TERRESTRES Y SALUD

La Tierra es un organismo vivo, donde viven de forma simbiótica animales, plantas y el hombre. Posee un cuerpo energético complejo, que se relaciona con nuestros propios cuerpos sutiles. El campo magnético de la Tierra, la gravedad y las auroras boreales son las manifestaciones más físicas de estas energías y es posible detectarlas científicamente con facilidad, pero existe un gran número de energías sutiles presentes sobre, en y alrededor de la Tierra. Las civilizaciones antiguas, muy temerosas respecto a este hecho, situaban las construcciones sagradas de manera que las energías de la construcción y de la Tierra pudieran trabajar juntas. Conocían las zonas que debían evitar y cómo desviar las energías conflictivas; algunos megalitos antiguos dan fe de ello.

Cómo puede actuar un testigo

Uno de los aspectos más difíciles de comprender de la radiestesia es cómo una imagen, un plano, una muestra de escritura o incluso un pensamiento pueden funcionar en lugar de la persona o sustancia real. Estas técnicas trabajan al parecer con la mente-cuerpo, o subconsciente, probablemente representado por el cuerpo etéreo. Existen muchas similitudes entre los trabajos de éstas y la mente consciente.

Si ve una manzana real, comprende lo que es. Si está mostrando una fotografía de una manzana, sigue siendo igual de fácil entender lo que estamos viendo. Si vemos la palabra «manzana», seguiremos entendiendo a qué nos referimos. Si pensamos en una manzana, sabemos en qué estamos pensando. Todas estas representaciones presentan grandes diferencias físicas. No obstante, la mente es capaz de decirnos que todas ellas se refieren a una manzana; percibimos la esencia (espíritu o energía) de la manzana, que es transmitida de distintas maneras por los diferentes médiums físicos. El testigo transmite esta esencia.

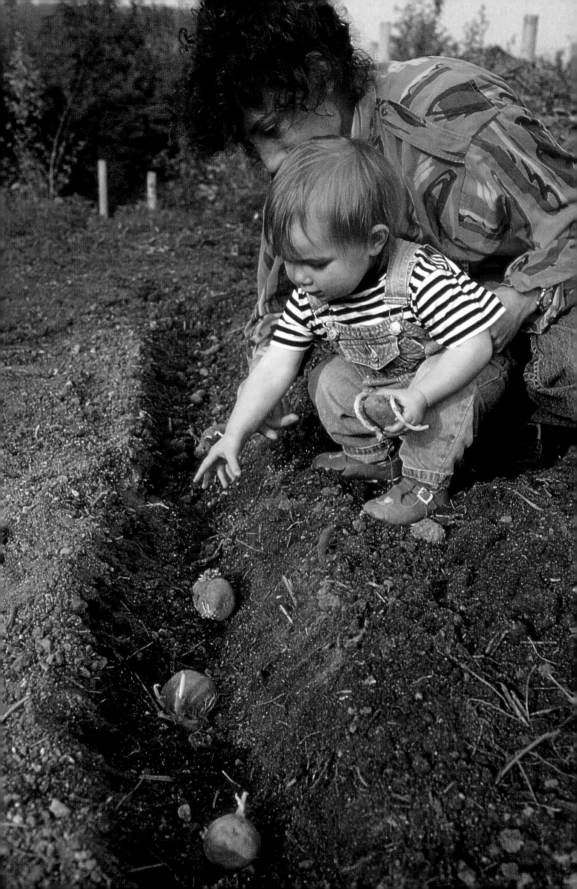

La sociedad moderna ha perdido la sensibilidad hacia estas energías. Construimos casas, pueblos y ciudades sin tenerlas en cuenta, y algunos materiales y asentamientos son perjudiciales tanto física como energéticamente. Esta falta de conexión con las energías del planeta y el desconocimiento de cómo ésta se relaciona con su naturaleza, física y sutil, facilita la aparición de la enfermedad.

Un ejemplo evidente de nuestra falta de conexión con las energías de la Tierra se muestra en que no tenemos en cuenta el clima y las estaciones. Consumimos alimentos fuera de temporada, utilizamos aire acondicionado y calefacción en nuestros hogares y, también, nos servimos de la luz artificial. Esto provoca que sea difícil para nuestros cuerpos físicos y sutiles mantenerse a tono con los ciclos naturales del planeta. Estar en concordancia con estos ciclos es curativo por sí mismo, y no tenerlos en cuenta nos hace más vulnerables a la enfermedad.

Podemos restablecer la armonía entre nosotros mismos y la Tierra si somos conscientes de dónde y cómo vivimos. Podemos utilizar materiales de construcción naturales, de la zona. Usar la radiestesia para detectar el estrés geológico (zonas donde la energía terrestre está alterada, por ejemplo por campos electromagnéticos o corrientes de aguas subterráneas). Asimismo podemos tomar mayor consciencia respecto al clima y las estaciones, pasar más tiempo al aire libre y consumir alimentos autóctonos y de temporada. Estas prácticas provocan un efecto sobre el cuerpo físico y los cuerpos sutiles, en especial sobre los cuerpos etéreo y emocional.

El otro aspecto de los ciclos de la Tierra del que nos hemos distanciado es la paciencia, o la espera del momento adecuado para el cambio. Se trata de una espera contenida y no de una anticipación refrenada; el cuerpo ofrece una tremenda capacidad curativa, pero necesita su tiempo. Desacelerar y ser conscientes del tiempo necesario es un paso importante, al igual que conocer los aspectos de soporte y curativos de la propia Tierra.

ENERGÍAS INTERPERSONALES

En gran medida, el efecto de nuestros propios campos de energía sobre las otras personas es lo que determina su respuesta hacia nosotros. Aunque gran parte de la impresión que recibimos de una persona se basa en su aspecto, ropas, forma de hablar y situación, la atracción o repulsión emocional es una relación directa entre los campos energéticos. Podemos considerar las relaciones

Hogar y salud

El hogar puede favorecer la salud o ser causa de enfermedad. Si una casa está bien situada, construida con materiales naturales y habitada por una familia que se quiere, será una valiosa fuente de revitalización y curación. Incluso si no se dan estas circunstancias, si se trabaja con el estrés geográfico, la redecoración y reorganización del espacio y se crean rituales que aporten alegría a la familia, se puede crear un entorno curativo.

El hogar debería ser confortable desde el punto de vista físico, además de visualmente agradable. Sobre todo debería evitarse el desorden. Deberían existir espacios comunes y privados para permitir que las relaciones sean fluidas. Asimismo, debería existir un «espacio sagrado», una habitación tranquila con recuerdos de aquello que es querido o sagrado para usted (fotografías familiares, recuerdos de viajes u objetos encontrados). En algunas religiones, los objetos sagrados o incluso pequeños santuarios (por ejemplo crucifijos, imágenes, iconos o altares) forman parte esencial del hogar.

Mostrar nuestro campo de energía

Los atributos físicos son la manera en que mostramos nuestro campo de energía. Detalles como la claridad de los ojos y la piel y la condición del cabello no sólo reflejan nuestro estado de salud, sino también nuestro estado emocional, nuestros patrones de valores e incluso nuestro nivel de contacto con lo «divino».

entre las personas como el establecimiento de contacto entre dos campos magnéticos complejos. Algunas zonas atraen y se sienten armónicas, y algunas repelen y crean tensión, mientras que otras son neutrales. La astrología puede dibujar este campo interpersonal y detectar las zonas de armonía y conflicto entre los individuos. Esta interacción es conocida como «sinastria» y es un medio de objetivizar estas experiencias.

Cuando existen campos de atracción entre nosotros y otras personas tendemos de manera natural a confiar, disfrutar y abrirnos al otro. En grado máximo, esto se traduce en amor, que nos abre por completo a la curación del universo. Si cultivamos este estado mediante la estimulación consciente de los sentimientos de atracción respecto a los demás, seguimos una magnífica vía para favorecer tanto la propia curación como la de los otros. Para conseguirlo debemos deshacernos de los patrones rígidos que nos alteran emocionalmente, así como de creencias inapropiadas o erróneas. Esto es posible si trabajamos con herramientas psicológicas, pero también puede producirse «por la gracia divina», cuando nos abrimos ante aquello que yace más allá de los niveles emocional y mental.

Sin embargo, cuando sentimos antagonismo hacia otra persona, no siempre significa que nuestras energías son inherentemente incompatibles. Con esfuerzo, estas energías pueden transformarse. Por lo general, el antagonismo indica que dos personas no han desarrollado su capacidad de ver más allá de sus puntos de vista, o también desencadenan el uno en el otro una alerta emocional o zonas alteradas. Ambos casos son alteraciones en los campos de energía sutiles. Éstas personas experimentan una curación si estas alteraciones pueden visualizarse y solucionarse, y el nivel de confianza y apertura empezará a aumentar. Es normal que ambas personas contribuyan a la alteración. Cada relación es una oportunidad para refinar nuestra habilidad de alcanzar la armonía con nosotros mismos y los demás. La curación de nuestras relaciones y nuestros patrones destructivos internos personales, que pueden llevar o contribuir a la enfermedad, le siguen automáticamente.

EL SEXTO SENTIDO – PERCEPCIÓN EXTRASENSORIAL

Consiste en la habilidad para percibir algo físicamente no aparente: una visión, una sensación o unas palabras y, en algunas ocasiones, un olor o un sabor. También puede aparecer en la mente sin que exista un origen claro. Con frecuencia se habla de él como «intuición».

A menudo, el sexto sentido se asocia con la habilidad de ver o sentir el campo de energía o aura de una persona y, a veces, está relacionado con la capacidad de sentir lo que no va bien en una persona, o la habilidad para sentir los síntomas o las emociones de los demás. Suele asociarse con una habilidad para sanar. Existen otros ejemplos de sexto sentido, como la visualización del futuro, lo que va a ocurrir en otro lugar o la «lectura» del pensamiento.

Durante milenios, las personas han mostrado interés por esta sensibilidad. Generalmente produce intriga, temor o escepticismo. Los científicos de hoy en día han investigado sobre el tema, pero hasta el momento los estudios no han arrojado ningún dato concluyente. Existen razones para esto. Para empezar, entre ellos existen farsantes, que destruyen la confianza que otros casos puedan resultar ciertos. Además, el verdadero sexto sentido tiende a ser impredecible, lo que favorece el escepticismo. La utilización del sexto sentido es casi lo mismo que pescar en el océano de Dirac, la consciencia o «memoria» universal de toda la existencia (*véase pág. 31*). Podemos utilizar el cebo adecuado, pero esto no significa que vaya a picar un pez.

La interpretación también puede representar un problema. La información extrasensorial debe ser interpretada por la mente, y ésta está más abierta a una mala interpretación que a las cosas que podemos ver, tocar u oír físicamente. Este hecho provoca asimismo que los experimentos sean de difícil verificación, ya que la persona con esta sensibilidad puede no ser capaz de recibir la información de forma tan clara si se repite el experimento.

Otro problema es que los científicos no tienen en cuenta en qué medida influyen en el experimento con sus propios pensamientos y sensaciones. Son expertos en eliminar las claves externas y en registrar los patrones de ondas cerebrales, pero no son capaces de determinar en qué medida sus pensamientos y los resultados de sus formas de medición ejercen una influencia sobre la situación. Éste es un ámbito que la física moderna más puntera también considera conflictivo (*véase pág. 26*).

Es posible desarrollar la percepción extrasensorial como cualquier otra técnica. Los entrenamientos curativos espirituales lo incluyen como parte del desarrollo de la habilidad sanadora.

Entrenamiento

Los fenómenos extrasensoriales parecen implicar cambios en las ondas cerebrales, del mismo modo que en la curación (véase pág. 20). Cuando se producen estos fenómenos, las ondas cerebrales semejan oscilar a diferentes frecuencias, y cuando se hallan involucradas dos personas, los dos patrones de ondas cerebrales tienden a hacerse similares. Esto se conoce como «entrenamiento».

Al parecer toman parte las ondas alfa, theta y delta. Las ondas theta se observan principalmente en situaciones de curación, y las lentas ondas delta suelen ser necesarias con las acciones a distancia, como enviar información de una persona a otra, o «al ver» lo que está sucediendo en otro lugar. Es posible que estas ondas sean una indicación de que la consciencia humana penetra en los niveles de realidad más allá de lo físico. Estas áreas se estudian en la actualidad por la física moderna, donde se explican mediante conceptos como el «vacío cuántico» o el océano de Dirac.

ADVERTENCIA

La utilización del sexto sentido para entrar en contacto con la muerte debe evitarse, ya que puede causar serios problemas psicológicos.

MILAGROS, AMOR, LO DIVINO Y LA ENTREGA

La curación energética incorpora todos los métodos de sanación, desde los planteamientos «mecánicos» convencionales de los fármacos y la cirugía, hasta las terapias complementarias que estimulan los procesos curativos innatos del propio organismo. Ambos planteamientos afectan a los campos energéticos del cuerpo. Además, la curación energética conecta directamente con el cuerpo causal, el «espíritu» o «alma». Éste es el objetivo primario de algunos «tratamientos complementarios (un par de ejemplos los constituyen el toque terapéutico [*véase* pág. 80] y la sanación espiritual [*véase* pág. 79]». Pero cualquier terapia tiene el potencial de ayudarnos a incrementar la consciencia de este nivel, lo que conlleva la habilidad curativa inherente para hacer «milagros».

Por desgracia, acceder a este grado de contacto con nuestro nivel energético más sutil es impredecible. El que ocurra parece ser obra de la «gracia divina». La puerta de entrada a este nivel se abre cuando damos o recibimos un amor incondicional. Esta forma de amar no ofrece condiciones de aceptación, está exenta del temor al rechazo y no espera recompensa o reciprocidad. Viene de más allá de nosotros mismos y es algo que damos y recibimos al mismo tiempo. Para experimentarlo, necesitamos aprender la verdadera naturaleza de la entrega; la entrega a algo más de lo que en este momento sabemos o comprendemos. Aproximarse a esto puede ser aterrador e impedir que nos movamos más allá, a un lugar de amor y falto de temor.

**Preparación
para los «milagros»**

La meditación y las prácticas espirituales pueden prepararnos para los «milagros». Las técnicas de imposición de manos también pueden contribuir a esta preparación, al igual que las técnicas psicológicas que nos permiten internarnos con mayor profundidad en nuestros propios cuerpos mental y emocional.

La creatividad es otra manera de abrirse a la curación. La escritura, la pintura, la música, la danza y la interpretación (en especial cuando son improvisadas) nos abren a la espontaneidad y la celebración, lo que nos puede facilitar el acceso a la curación del nivel más elevado.

Las actividades divertidas al aire libre también nos pueden permitir liberar nuestros cuerpos mental y emocional y abrirnos a las zonas más profundas de nuestra existencia. Cualquier actividad que estimule este sentimiento de entrega de uno mismo, sobre todo si estimula la espontaneidad y el sentimiento de agradecimiento, nos abrirá el camino hacia la experiencia de la «gracia divina», la curación del nivel más alto.

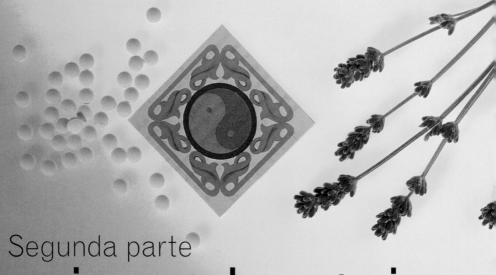

Segunda parte
Terapias complementarias

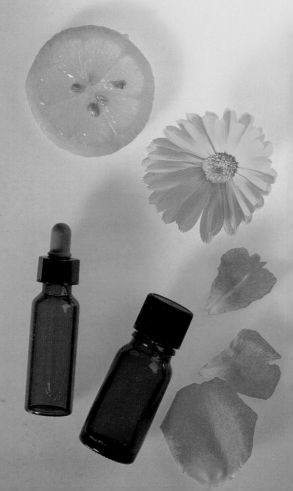

La mayoría de las enfermedades empiezan por un desequilibrio en el campo energético sutil que rodea al cuerpo. El enfoque de la enfermedad en el nivel energético es una manera muy efectiva de favorecer una curación completa y prolongada. Esta parte presenta la selección personal por parte de la autora de 45 terapias, entre la amplia batería de tratamientos que usan las energías sutiles. Cada entrada, basada en entrevistas en profundidad, explica la técnica y describe su forma de actuación; ofrece información sobre qué terapias son más adecuadas para cada caso. Las terapias han sido divididas en 14 clases, en función de la manera en que acceden a los cuerpos sutiles para estimular la curación.

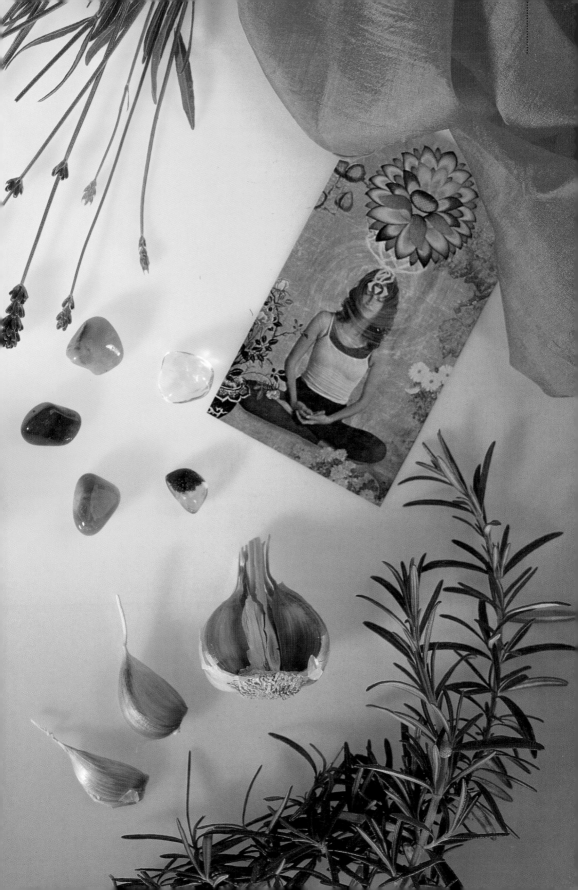

CÓMO ELEGIR UNA TERAPIA

Este libro le aportará un mayor conocimiento de sus cuerpos físico y energético, al mismo tiempo que le ofrece información específica dentro de un amplio espectro de métodos curativos. Las fichas de la tercera parte (*véanse* págs. 120-183) pueden ofrecer más ayuda para descubrir dónde se localizan los mayores obstáculos que alteran la energía, lo cual le permitirá mantener su salud. Esta información le guiará en la elección de las terapias más adecuadas.

La autorreafirmación es la parte más importante del proceso de curación, y todos los pasos que sigamos para asumir la responsabilidad de nuestra propia curación constituyen un gran beneficio por sí mismos. Una vez hemos recogido la información de los hechos, debemos permitir que nuestra intuición nos conduzca hacia la terapia que sentimos como «más adecuada» para nosotros. Se puede tratar de una sensación de emoción, o la terapia puede parecer de apoyo. O podemos sentir una temerosa atracción hacia la terapia y pensar que nos conducirá a un mundo desconocido en el que se encuentra la clave para nuestra curación.

Una vez nos hemos decidido por una terapia, el siguiente paso consiste en buscar un terapeuta. El mejor método es guiarse por las recomendaciones o por la «sincronicidad» (alguien aparece justo en el «momento oportuno»). Si es posible, antes de depositarle su confianza, hable con el terapeuta, de manera que se establezca una compenetración entre ustedes. Si no existe empatía, es difícil que adquiera la confianza necesaria como para entregarse por completo al nuevo proceso de curación. De igual modo debería elegir un médico convencional. La empatía y la confianza dentro de la relación permitirán que se produzca la curación sutil en el curso de los tratamientos convencionales.

Por último, es importante que los costes del tratamiento no supongan un problema para usted. Un terapeuta caro no es necesariamente la persona más indicada para usted. No obstante, no es recomendable elegir a un terapeuta por sus «buenos precios». Está pagando por el tiempo del terapeuta, su experiencia y su consulta. No puede comprar o negociar una «curación».

RELACIÓN ENTRE EL PACIENTE Y EL MÉDICO CONVENCIONAL

Es importante la existencia de una buena relación entre el paciente y el médico convencional. Afortunadamente, un creciente número de médicos reconocen que el

[...] permitir que nuestra intuición nos conduzca hacia la terapia que sentimos como «más adecuada» para nosotros.

tratamiento global de la persona es la mejor manera de enfocar la curación del enfermo. Se trata de la «medicina holística», aunque no se utilicen tratamientos basados en la energía o complementarios. Si su médico no es partidario de esta tendencia o no apoya el interés del paciente por la medicina energética, considere la posibilidad de acudir a otro médico que sí lo haga.

La relación que el paciente establece con su médico se basa en la confianza y la franqueza, ello favorece los mecanismos de curación naturales propios del paciente, que son en realidad los que, en último extremo, superarán la enfermedad. Un número cada vez mayor de médicos se muestran receptivos a los métodos de la medicina energética, y con seguridad, el interés de los pacientes estimulará el suyo propio. Algunos médicos aprueban la oportunidad que tienen sus pacientes de encontrar un nuevo método de curación. Sin embargo, otros siguen siendo escépticos. En algunos casos, esto se debe a una verdadera preocupación por el bienestar de sus pacientes, junto a sus propias ideas o experiencias negativas con la medicina energética. En ocasiones, la decisión de un paciente de dejar el tratamiento convencional por un método de medicina energética, no demostrado científicamente, puede poner su salud en serio peligro (por ejemplo, la interrupción de un tratamiento oral con corticoides). Este tipo de tratamientos debe ser controlado de cerca por personal especializado.

A veces los médicos están en contra de la utilización de las medicinas complementarias cuando se trata de una enfermedad con peligro de muerte e incurable, o cuando el tratamiento sólo presenta una pequeña esperanza de ser efectivo. El cáncer y el sida constituyen buenos ejemplos. El diagnóstico de enfermedades crónicas e incurables que pueden provocar incapacidades graves, como es el caso de la esclerosis múltiple, también anima a la gente a intentar formas terapéuticas alternativas.

La persona que recibe un diagnóstico de este tipo es posible que se sienta abandonada por la profesión médica y se aferrará a cualquier cosa en lugar de rendirse al diagnóstico terminal. En estos casos, los médicos convencionales suelen sentirse impotentes porque no pueden ofrecer la curación, pero son incapaces de ver que la medicina energética ofrece mejores perspectivas. Con frecuencia, los médicos también están convencidos de que los pacientes gastan un dinero que podría permitirles recibir tratamientos útiles. En último extremo, la decisión de utilizar los métodos de la medicina energética es del paciente, aunque ésta no debería ser fruto del miedo.

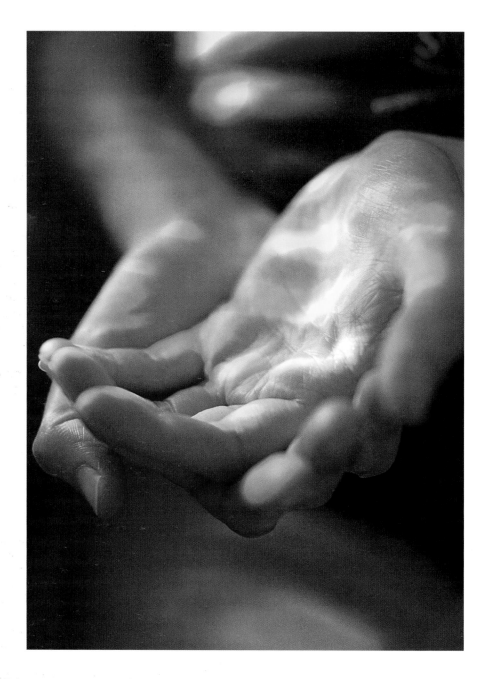

[...] las energías sutiles
se encuentran probablemente más allá de
la comprensión cotidiana del mundo físico.

SI ES TAN POSITIVO, ¿POR QUÉ NO FUNCIONA SIEMPRE?

En teoría, cada terapia de medicina energética debería ser capaz de curar cualquier enfermedad y de eliminar todas nuestras alteraciones psicológicas. Algunos terapeutas parecen creer que esto es cierto, aunque en realidad no lo es.

Los científicos explican con gran sencillez el fracaso de la medicina energética; sencillamente, no funciona. Los éxitos se deben al efecto placebo, la recuperación «espontánea» o la remisión. Esto suele ser cierto en las enfermedades autolimitadas, como un resfriado o la gripe, pero no en el caso de enfermedades como el cáncer. Asimismo, tienen dificultades para aceptar la medicina energética debido a que las energías implicadas no pueden verse ni medirse. Algunos sanadores energéticos utilizan técnicas con base científica a fin de intentar demostrar la existencia de estas energías. Esto puede convencer al público lego, pero con frecuencia los profesionales rechazan los métodos por razones científicas válidas. Por desgracia, tanto los científicos como los sanadores energéticos fracasan en la tarea de apreciar que las energías sutiles se encuentran probablemente más allá de la comprensión cotidiana del mundo físico. La física moderna puede aportar una explicación, pero a este nivel la teoría de la física también es difícil de demostrar.

Existen, además, razones psicológicas para que los tratamientos fracasen; este hecho se reconoce en la medicina convencional y en la energética. Las explicaciones sobre la enfermedad basadas en planteamientos psicológicos consideran que toda enfermedad se origina a partir de problemas en la esfera emocional o el sistema de valores. Así, un tratamiento puede fracasar por un deseo inconsciente de permanecer enfermo, o por una falta de voluntad para enfrentarse al mundo emocional. Para algunos, esto será así, pero no es un hecho universal. El peligro reside en que esta actitud puede minar de forma continua la autoestima y alimentar el sentimiento de culpa. Si la reafirmación y el sentimiento profundo de ser amado son imprescindibles para la curación, todo aquello que los destruya hará más daño que bien.

El fracaso en la recuperación también puede deberse a que la persona crea que su cuerpo es incapaz de curarse a sí mismo, o que no existe nada en la vida por lo que valga la pena curarse. Estos valores están relacionados con las emociones e interfieren en la conexión con lo «divino». En general, cambiar los valores es mucho más difícil que trabajar las emociones. En ocasiones, ocurre por la «gracia divina». Las curaciones milagrosas acostumbran a estar relacionadas con cambios en el sistema de valores, donde el poder del pensamiento concentrado y coherente puede tener un efecto muy importante sobre el proceso de curación. Es imposible precisar qué porcentaje de la enfermedad es debido a estas causas psicológicas. Pero muchas personas con graves problemas emocionales o valores inadecuados no enferman, así que se trata sólo de una explicación parcial.

De igual modo existen razones esotéricas que explican la falta de respuesta al tratamiento. Es posible contemplar la enfermedad como uno de nuestros mayores desafíos, el que nos enfrenta a la muerte. La mayoría de las enseñanzas espirituales perciben que la maduración de nuestro ser emocional y la emergencia de nuestra espiritualidad se estimulan intensamente con la enfermedad. Con frecuencia, la curación se produce cuando la vida se ha desprendido de su trivialidad y la persona acepta lo que realmente es importante y elimina las distracciones. Asimismo, la curación no implica de manera necesaria la recuperación de una buena salud. Todos nosotros debemos morir, y para la mayoría de nosotros, la enfermedad es la puerta hacia la muerte. La curación en ese momento, aun cuando no se consiga una «cura», ayuda a la persona a alcanzar el final con profundo amor, plenitud y alegría.

En la práctica, la medicina energética tiene mayores dificultades para relacionarse con el cuerpo físico que la medicina convencional. Es más fácil y más predecible afectar lo físico con lo físico. Esto es cierto incluso a pesar de las muchas evidencias que indican que nuestro mundo físico es una condensación de energía (*véanse* págs. 25-26). Algún día seremos capaces de fabricar herramientas que establezcan una relación más predecible entre los cuerpos físicos y energéticos; no obstante, hoy en día, la mejor herramienta es otro ser humano. Para estimular esta relación necesitamos mantener nuestra consciencia alejada de las distracciones y entrar en un estado «curativo» de la mente. Como un bebé que no camina hasta que sus piernas son suficientemente fuertes, con toda probabilidad no somos capaces de llevar a cabo la curación energética porque todavía no estamos preparados. El poder autocurativo que desarrollan los yoguis puede indicar qué es posible.

Por último, si no se produce la curación, es posible que el sanador elegido no esté bien preparado, o que la terapia elegida no sea la adecuada.

Un gran salto de consciencia

Algunos grupos de base espiritual, como las personas que practican la meditación trascendental, creen que si un número suficientemente grande de personas (con frecuencia cifrado en 144.000) logra un elevado nivel de emergente espiritualidad y humanidad, como un todo, podrían dar un salto evolutivo de consciencia. Uno de los beneficios podría ser la capacidad de curar a través de los cuerpos energéticos, lo que alteraría de manera radical el efecto de la enfermedad en nuestras vidas.

Si la terapia elegida fracasa en la tarea de mejorar el problema de salud, diríjase a las fichas de la tercera parte (véanse págs. 120-183) en busca de ayuda para realizar una elección constructiva e informada sobre las terapias más adecuadas.

DIETA Y SUPLEMENTOS

Suplementos

Los suplementos alimentarios se usan con frecuencia como complemento de los tratamientos de medicina energética. La elección de los suplementos es posible realizarla de muchas maneras. En primer lugar, el conocimiento empírico de la enfermedad puede señalar un gran número de nutrientes útiles. En segundo lugar, los cuestionarios o la conversación sobre el estilo de vida, la dieta, el tipo de personalidad y los síntomas menores, además de sobre la enfermedad, ayudarían a decidir qué suplementos son necesarios. En tercer lugar, pueden realizarse análisis de sangre o de cabello para detectar posibles déficits. A veces se utiliza la radiestesia para elegir los suplementos.

Los suplementos no forman una alianza natural con la medicina basada en la energía. La mayoría de ellos se producen en fábricas y guardan poca similitud con los alimentos naturales equivalentes. No tienen la fuerza vital de los alimentos frescos. No obstante, pueden interactuar con el cuerpo físico y, de esta manera, mejorar su funcionamiento. Así, la parte de energía sutil de la existencia funcionará mejor.

La utilización de suplementos es el «tiro de salida» para mejorar el nivel nutricional, mientras que el resto del tratamiento mejora tanto la dieta como la aptitud natural del organismo para hacer la mayoría de sus alimentos. Éste es su valioso papel como complemento de la medicina energética.

La dieta desempeña un papel importante en muchas terapias basadas en la energía. Dentro de las medicinas alternativas existen tres enfoques principales en cuanto a la dieta. El primero está relacionado con la medicina tradicional china, el segundo con la medicina ayurvédica y el tercero con la naturopatía y los sistemas de origen occidental de medicina energética.

Los tres enfoques consideran que para el bienestar es imprescindible una dieta apropiada y que somos incapaces de enfrentarnos a un estrés dietético durante la enfermedad. La dieta puede convertirse en una herramienta que contribuya a la restitución de la salud, de manera que durante la enfermedad es precisa una dieta más estricta que cuando se está sano. Todas ellas reconocen también que los alimentos contienen «fuerza vital». Los alimentos poseen cualidades herbales o terapéuticas, además de su valor nutricional. Pero también al contrario, cada sistema reconoce que algunos alimentos son nocivos para ciertos procesos o ciertas personas.

Cada sistema tiene una manera diferente de seleccionar una dieta idónea para el individuo y su enfermedad. Por ejemplo, la MTC (medicina tradicional china) clasifica los alimentos de acuerdo con el *yin* y el *yang* y su afinidad con los cinco elementos. El ayurveda los clasifica según el efecto que tienen sobre los *doshas*, mientras que el sistema naturópata considera al alimento desde el punto de vista de su contenido en micronutrientes, sus propiedades desintoxicantes, su capacidad de aportar fuerza vital y su tendencia a causar alergias.

El efecto físico de la dieta influye sobre nuestros cuerpos sutiles, los cuales no pueden funcionar con normalidad si la dieta es inadecuada. Otros aspectos de los alimentos, como su frescura, madurez, cultivo biológico, combinación de alimentos, cantidades, lugar de cultivo, color, textura, sabor, métodos de cocción, origen, hora del día o estación y el amor que se ha puesto en su preparación, son cuestiones que influyen sobre la manera en que los alimentos afectan a los cuerpos sutiles.

Por desgracia, los diferentes sistemas dietéticos utilizados en unión con la medicina energética no son del todo agradables. Por ejemplo, una dieta de medicina china es probable que excluya los lácteos, mientras que una dieta ayurvédica puede incluirlos. Una dieta naturópata hace énfasis en los alimentos crudos, mientras que los sistemas orientales prefieren los alimentos cocinados. Esto puede resultar confuso si utiliza más de una terapia. Por ello, es mejor limitarse a un solo sistema.

AROMATERAPIA

La aromaterapia es una terapia manual que combina el masaje con el uso de aceites aromáticos esenciales.

Aunque las sesiones incluyen un masaje, por lo general éste es secundario al uso de los aceites. Éstos presentan propiedades medicinales que, además de favorecer el bienestar general, pueden mejorar un problema médico o cutáneo específico. De hecho, los aceites esenciales aromáticos no son estrictamente aceites, sino complejos extractos volátiles de plantas. Atraviesan la piel de manera más completa que los aceites simples y tienen un efecto más profundo sobre el cuidado de la piel. El aromático olor estimula también de forma intensa el sistema límbico o emocional, centro del cerebro, que influye sobre la relajación y las emociones. Esta zona del cerebro tiene influencia sobre la respuesta al estrés y un intenso efecto en las enfermedades psicológicas y psicosomáticas. La estimulación por el contacto físico combinada con los efectos de los aceites puede conseguir resultados profundos.

Una sesión de aromaterapia suele durar entre una y dos horas. En primer lugar, el terapeuta interrogará al paciente sobre los problemas médicos y cualquier otro tratamiento que siga en ese momento. Algunas situaciones, como el embarazo, ciertos procesos malignos y la cardiopatía isquémica no pueden tratarse sin el consentimiento del médico. Seguidamente, el terapeuta elegirá varios aceites esenciales de acuerdo con los síntomas del paciente, que con frecuencia incluyen también algunos aceites relajantes o revitalizantes. Estos aceites se mezclan en una base de soporte. En ocasiones, se invita al paciente a oler los aceites a fin de que ayude en la elección, ya que aquellos por los que se sienta atraído le serán especialmente beneficiosos. Los aceites se combinan asimismo para conseguir que actúen durante cierto tiempo; algunos son de acción rápida, y otros ofrecen un efecto más lento pero más prolongado.

Generalmente, el masaje es suave, con pasadas largas y deslizantes para que la piel absorba el aceite. Es mejor no someterse a una sesión de aromaterapia tras realizar ejercicio físico, ya que se impediría la absorción de los aceites. Después de la sesión, el paciente puede sentirse relajado y somnoliento. En las siguientes 24 horas se debe beber abundante agua y dejar que los aceites actúen durante varias horas para conseguir el máximo beneficio. Con frecuencia se recomienda una sesión semanal durante un mes y las sesiones de seguimiento necesarias.

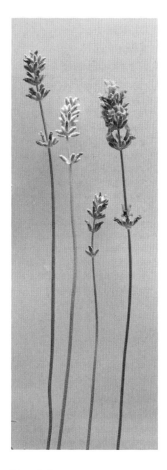

Beneficios

La aromaterapia es ideal en los procesos psicológicos, como la ansiedad y la depresión, o en las enfermedades originadas por el estrés, como las migrañas y las cefaleas. También ayuda a eliminar el estrés producido por una enfermedad o procesos crónicos como el cáncer.

Los trastornos de la piel, como el eccema y la psoriasis, pueden responder bien a la aromaterapia. Los aceites esenciales también pueden emplearse en tratamientos domésticos y de primeros auxilios, en forma de baños, quemadores o inhalaciones.

OSTEOPATÍA

Teoría

Un médico americano, Andrew Taylor Still, en 1894, desarrolló la osteopatía. Desencantado de la agresiva y poco científica medicina practicada por aquel entonces, elaboró la osteopatía como un sistema holístico de curación. Se basa en la idea de que todas las zonas del cuerpo están ligadas e influidas por el resto. Asimismo, la estructura del cuerpo está ligada a su funcionamiento, de manera que si la estructura del cuerpo no está bien alineada, el resto del organismo no puede funcionar normalmente.

Beneficios

La osteopatía goza de una bien merecida reputación en el campo del dolor y las lesiones de espalda, y es beneficiosa para cualquier problema que implique al sistema músculo-esquelético, como la cefalea, las migrañas y la artritis.

También puede ser adecuada para otros trastornos, especialmente aquellos que presentan un componente funcional o psicosomático, como el síndrome del colon irritable, los problemas menstruales, el asma y los problemas digestivos.

Esta terapia manual usa un gran número de técnicas, incluido el masaje, la movilización articular y la manipulación, junto a modificaciones de la postura y el estilo de vida. La osteopatía considera que la curación es un proceso innato que puede ser reforzado por un tratamiento y que todos los aspectos de la existencia humana deben mantenerse en equilibrio para generar un buen estado de salud. Esto es similar al concepto de los cuerpos sutiles. Los tratamientos osteopáticos son ideados para estimular que la curación suceda, sea cual sea el nivel donde se ha producido el desequilibrio.

Además de los ajustes articulares, los osteópatas también emplean el masaje y la presión profunda para eliminar la tensión, y los movimientos pasivos suaves para relajar el cuerpo.

El terapeuta interroga sobre los problemas actuales, así como sobre los problemas de salud y psíquicos pasados, accidentes, cirugía o lesiones y otros tratamientos a los que haya sido sometido el paciente. Dado que el osteópata está interesado en todos los aspectos de la vida del paciente, éste debe contestar a preguntas aparentemente sin relación alguna con el caso. Con ello, el terapeuta es capaz de determinar el origen del problema.

Todos los osteópatas realizan un examen físico, sobre todo del sistema músculo-esquelético, con el que obtienen información que no podrían conseguir con el simple interrogatorio. El osteópata sigue una estrategia que servirá de referencia para próximas pruebas o para otro terapeuta. Es probable que el tratamiento incluya un ligero ejercicio corporal y normalmente el ajuste articular. El osteópata le invitará a relajarse y después le aplicará una manipulación rápida pero suave para restablecer el movimiento normal de la articulación. Para finalizar, puede darle más masajes, ejercicios y tareas a realizar en casa. Esto le ayudará a estirar el cuerpo y le enseñará a evitar situaciones que pueden causar la reaparición del problema. Las sesiones de seguimiento, en principio semanales, es posible que duren de treinta minutos a una hora. Con frecuencia, los trastornos crónicos necesitan más tiempo para mejorar, además de sesiones ocasionales de mantenimiento.

A veces, se produce una reacción de curación. Esto puede traducirse en una inflamación alrededor de la zona de la manipulación o una agravación temporal de los síntomas. En caso de que le ocurra, consulte con su terapeuta.

QUIROPRAXIA

Esta terapéutica manual para el ajuste de las articulaciones desplazadas fue desarrollada en América, a finales del siglo XIX.

El tratamiento quiropráctico actúa a nivel del cuerpo físico, el cual influye sobre el cuerpo etéreo. La teoría quiropráctica postula que los huesos mal alineados, especialmente a nivel de las pequeñas caras articulares de las vértebras, causan tensión en los tejidos circundantes. Esta tensión comprime los nervios de la médula espinal que pasan muy cerca de las mismas. Así, estos nervios se irritan, lo que provoca que su actividad eléctrica aumente o bien disminuya respecto a los valores normales. A su vez, este cambio afecta a la función de los músculos inervados por estos nervios, lo que causa dolor y entumecimiento. Si los nervios afectados inervan un órgano del cuerpo, los cambios eléctricos alterarán su funcionamiento normal.

En general, el tratamiento quiropráctico consiste en una primera sesión prolongada, en la que se hablará sobre los síntomas y los problemas de salud. Ésta incluye la observación del diagnóstico de la medicina convencional, ya que determinados trastornos, entre los que se encuentran algunos tipos de cáncer y artritis, no son adecuados para el tratamiento quiropráctico. Se presta especial atención a antiguos accidentes, lesiones o cirugía. Seguidamente, el quiropráctico examina la postura y las articulaciones vertebrales, pélvicas y grandes articulaciones del paciente. Para ello, tiene en cuenta el grado de movilidad, así como el examen directo de la articulación. Algunos quiroprácticos también realizan radiografías.

Después, el quiropráctico nos hará adoptar diferentes posturas para explorar cada articulación. La articulación recibe un golpecito seco: se dirige una fuerza física contra la médula, que le permite volver a su posición correcta. La fuerza utilizada no debería ser dolorosa; a menudo viene acompañada de un chasquido audible. Inmediatamente después del tratamiento puede producirse una agravación transitoria de los síntomas, pero desaparece con rapidez y, por lo general, se obtiene un buen resultado a largo plazo.

La quiropraxia tiene buena reputación en el campo de los problemas músculo-esqueléticos, incluso en el ámbito de la medicina convencional. Es útil además cuando los síntomas no se relacionan de forma evidente con la médula espinal: en las migrañas, el síndrome del colon irritable, el síndrome premenstrual y la menstruación dolorosa.

Quiropraxia de McTimoney

Está basada en principios similares a los de la quiropraxia, pero emplea una técnica ligeramente diferente para el ajuste de los huesos. Se coloca una mano sobre el hueso que debe ajustarse y, con la otra mano, se aplica una fuerza oblicua.

Este método imparte energía al hueso y a los tejidos, de modo que pueda ser utilizada por el organismo para restablecer su estructura esquelética. Se oirá el ruido que hacen las dos manos al chocar, pero es poco probable que el paciente sea consciente de la manipulación. Esta técnica evita el estiramiento de los ligamentos que rodean al hueso y reduce al mínimo el riesgo de provocar una mayor inestabilidad de la columna y, por lo tanto, aumentar la tendencia de ésta a perder la alineación.

Los terapeutas que utilizan esta técnica evalúan todas las articulaciones en cada sesión; esta terapia se considera como una práctica de mantenimiento más que como un tratamiento.

Teoría

Cuando nuestra estructura esquelética está crónicamente desalineada, nos sentimos estresados, lo que puede conducirnos a la enfermedad. Con frecuencia, esta falta de alineación de los huesos se debe a una desigualdad de la tensión acumulada en la miofascia (el sistema de músculos y tejido conectivo que mantiene unida la estructura del esqueleto y que soporta todo el cuerpo). El objetivo del rolfing es la reorganización de la miofascia. La técnica desenmaraña y reequilibra los tejidos de ésta.

Beneficios

El rolfing es muy apropiado para cualquier problema músculo-esquelético, especialmente cuando existen estados emocionales que han contribuido al desequilibrio. También es eficaz para el tratamiento de la ansiedad y las enfermedades con un componente psicosomático, incluidas las migrañas, las cefaleas y el asma. Asimismo, el rolfing contribuye a reducir al mínimo los efectos a largo plazo de los accidentes y lesiones.

ROLFING®

El *rolfing* es una técnica manual que utiliza la presión profunda, aplicada con las manos o los codos, sobre determinadas zonas del cuerpo.

En la década de los treinta, Ida Rolf, una bioquímica, elaboró su propia filosofía y técnica. Originariamente inspirada en el yoga, consideró que la organización de la estructura músculo-esquelética se hallaba en estrecha relación con el estado de salud y bienestar. La doctora Rolf descubrió que al aplicar una fuerte presión sobre ciertas zonas del cuerpo es posible eliminar la tensión, ya que liberamos la energía allí bloqueada, que en un principio fue la causa de las alteraciones estructurales, las cuales después contribuyó a mantener. El tratamiento permite la liberación de antiguos patrones de bloqueo, tanto físicos como emocionales.

Aunque diseñado como una técnica física, el *rolfing* también afecta a los cuerpos etéreo y emocional. Esto explicaría por qué la resolución de antiguos problemas físicos puede activar estados emocionales.

El tratamiento se realiza según un programa exacto de diez sesiones, cada una de las cuales basada en la anterior, lo que permite al terapeuta cubrir todo el cuerpo. Las siete primeras sesiones se concentran en eliminar y desenmarañar los patrones estructurales alterados, y cada sesión se dedica a una parte diferente del cuerpo. Las tres últimas se centran en la reintegración y reequilibrio del sistema músculo-esquelético.

El terapeuta seguirá un programa creado a medida del patrón de tensión del paciente, con la evaluación y tratamiento de cada zona de su cuerpo. El terapeuta modificará su punto de vista según las tensiones que aparezcan. A medida que el tratamiento progresa, el paciente notará que la presión es muy intensa en algunas zonas, donde existe un patrón resistente de bloqueo. Es probable que emerjan pensamientos y sentimientos que indicarán por qué la tensión se ha acumulado en ese lugar; el terapeuta acompañará al paciente a través de este proceso de liberación. Inmediatamente después, el paciente se sentirá más ligero y libre, tanto física como emocionalmente.

El *rolfing* fue ideado como una técnica preventiva o de mantenimiento, aunque, en la actualidad muchos pacientes se someten a ella a causa de una enfermedad. Sus efectos son holísticos y, por tanto, gracias a él se pueden tratar otros problemas en apariencia no relacionados específicamente con la estructura músculo-esquelética.

REFLEXOLOGÍA

En la reflexología, se utiliza la presión del pulgar en diferentes puntos de la planta del pie para estimular el proceso de curación. Se trata de una antigua técnica que reapareció en la década de los veinte, cuando el doctor William Fitzgerald elaboró un tratamiento denominado «terapia zonal». Más tarde, ésta se dio a conocer como «reflexología».

De acuerdo con la teoría de la reflexología, existe una conexión energética sutil, o reflejo, entre una zona del pie (o la mano) y un órgano del cuerpo. La planta del pie y la palma de la mano se hallan divididas en zonas que representan las diferentes partes del cuerpo, mostradas en un mapa del pie. La idea de que una parte del cuerpo «contiene un plano del todo» coincide con la antigua idea del microcosmos que representa el macrocosmos (lo pequeño contiene la esencia del invierno).

La reflexología presenta similitudes con la acupuntura y el *shiatsu*. Aunque no es lo mismo, tanto los «reflejos» como los meridianos conectan los cuerpos físico y etéreo. Con la presión sobre el pie físico se liberan los bloqueos energéticos del cuerpo etéreo en el verdadero lugar del órgano, así como en el pie, lo que permite que se produzca la curación.

Antes del tratamiento, el terapeuta interrogará al paciente sobre sus problemas de salud, teniendo presente el diagnóstico y el tratamiento de la medicina convencional. Se debe advertir al terapeuta de la existencia de un embarazo, ya que en esta situación ciertas zonas se tratarán con especial precaución.

Es extraordinario lo que un reflexólogo puede llegar a saber sobre la salud del paciente a través de sus pies, información que comunicará al paciente. Generalmente, esta información se introduce en una ficha de los pies. No obstante, la reflexología es sobre todo terapéutica, y no tanto diagnóstica.

Durante el tratamiento se resigue sistemáticamente cada una de las partes del pie. El terapeuta utiliza la punta del pulgar en un movimiento de «arrastre» para trasladar el punto de presión a lo largo del pie. Algunas zonas serán blandas, y el terapeuta puede notar cambios bajo la piel, lo que indicará las zonas problemáticas. Después de la sesión, el paciente debe beber agua en abundancia para ayudar a la desaparición de una posible agravación temporal de los síntomas. En ocasiones, es posible eliminar un problema de forma instantánea, pero pueden necesitarse entre seis u ocho semanas para obtener resultados duraderos.

CLASE 2

Técnicas aparentemente físicas

reflexología
acupuntura
shiatsu
kinesiología aplicada

Métodos que parecen actuar directamente sobre el cuerpo físico, pero de hecho alcanzan el sistema energético invisible que interconecta los cuerpos etéreo y físico. Asimismo, facilitan los cambios en el cuerpo emocional.

Beneficios

La reflexología es muy beneficiosa para los problemas músculo-esqueléticos como el dolor de espalda, los problemas digestivos, los menstruales y los debidos a un déficit del drenaje linfático. Asimismo, se ha mostrado útil en el tratamiento de la apoplejía. Los trastornos crónicos, como la artritis, pueden necesitar sesiones de forma regular para mantener un buen resultado.

ACUPUNTURA

Esta conocida terapia complementaria forma parte de la medicina tradicional china (MTC), que posee ya cerca de 3.000 años de antigüedad; incluye también la moxibustión, la fitoterapia, la dieta, el *chi kung* y el *tui na* (masaje).

Según la teoría de la MTC, la energía vital (*chi*) fluye a través de unos canales energéticos invisibles denominados meridianos. Las investigaciones modernas indican que los meridianos se localizan en el punto de encuentro entre los cuerpos etéreo y físico. Es precisamente aquí donde la medicina china considera que se origina la enfermedad. El tratamiento con acupuntura consiste en la inserción de unas agujas en la piel, en puntos específicos, para afectar el flujo del *chi*.

Se interrogará al paciente detalladamente sobre sus síntomas, problemas del pasado y su estilo de vida, sobre todo en lo referente a la dieta y a su respuesta frente a las estaciones, el clima y el horario. El terapeuta obtendrá también una valiosa información del estudio de la lengua y los pulsos en ambas muñecas. El diagnóstico chino puede detectar desequilibrios energéticos en las funciones orgánicas antes de que se produzca un mal funcionamiento a nivel físico. El terapeuta puede discernir qué órganos sufren un déficit o un exceso de *chi*. De acuerdo con la MTC, que describe cómo los órganos internos se relacionan con los meridianos, el terapeuta elige los puntos donde las agujas liberarán de forma más efectiva el flujo de energía.

Las agujas se insertan en los puntos elegidos y, por lo general, se giran hasta que se produce una sensación conocida como *deqi*, que el paciente sentirá en forma de calor, debilidad, hormigueo o sensación de expansión. Las agujas pueden permanecer colocadas desde unos pocos minutos hasta más de media hora, según el tratamiento. En ocasiones, inmediatamente después, el lugar de la puntura puede aparecer enrojecido y rezumar sangre. El acupuntor considera estos signos como cambios positivos del *chi*.

A veces, se aplica a las agujas o sobre el punto de acupuntura un braseante «cigarro» de humeante «moxa» (una planta china). Esta técnica se emplea especialmente para tonificar el *chi* en ese punto.

Tras una sesión de acupuntura es posible que se produzca una mejoría espectacular de los síntomas; sin embargo, en general se requieren varias sesiones semanales para producir y mantener una mejoría a largo término.

Flujo del *chi*

El flujo libre del chi a través de los meridianos se considera un protector de la salud. La pérdida de la salud es el resultado de una alteración de este flujo. La inserción de las agujas en los puntos situados a lo largo de los meridianos tiene el efecto de «tonificar» (estimular) o «intensificar» (aumentar) el chi en estos puntos, que se eligen empíricamente tras muchos años de práctica tradicional.

Respete sus sensaciones

Muchas personas consideran que el tratamiento de acupuntura es agradable y relajante. Las agujas no se parecen a las agujas hipodérmicas, ya que son mucho más finas y, más que cortar, puncionan las capas de la piel. Sin embargo, otras personas consideran amenazador el concepto de la punción. Respete sus sensaciones corporales sobre este particular, ya que el estrés es contraproducente para el proceso de curación y puede que haya otro método terapéutico más apropiado para usted.

SHIATSU

El *shiatsu*, término que significa «presión de los dedos», se desarrolló en Japón a partir de las técnicas de masaje chinas de 3.000 años de antigüedad. El *shiatsu* tradicional ha sido considerado como una ayuda para mantener la buena salud más que como una terapia curativa y, actualmente, en la medicina japonesa, se utiliza con este objetivo. No obstante, también es eficaz como técnica diagnóstica y curativa.

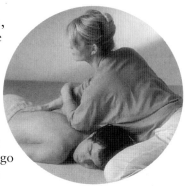

Al igual que la medicina tradicional china, el *shiatsu* trabaja con el flujo de la energía vital (*chi* o *ki*), a lo largo de los meridianos. En algunos puntos específicos de los meridianos, el terapeuta puede detectar en qué forma se halla alterado el *ki* y, según ello, qué tratamiento requiere. Si se aplica presión sobre este punto, se moviliza el *ki*. El *shiatsu* trabaja principalmente con el cuerpo etéreo a través del cuerpo físico, pero también es capaz de ejercer su influencia a niveles sutiles más elevados, ya que éstos se relacionan estrechamente con el cuerpo etéreo.

Muchos terapeutas empiezan su tratamiento con escasa o nula información sobre los problemas de salud y los tratamientos previos. Esto se debe a que prefieren escuchar al cuerpo del paciente, en lugar de confundirse con su mente. El *shiatsu* combina bien con todos los tratamientos, incluso con los de la medicina convencional. No existen contraindicaciones, pero el tratamiento de lesiones e infecciones agudas puede desencadenar una reacción de curación. En ocasiones, un virus ya presente en el organismo del paciente se activará después de una sesión; puede parecer que se trata de efectos secundarios, pero en realidad se trata de una aceleración del proceso de curación.

El terapeuta inicia el tratamiento arrodillándose junto al paciente y se mueve alrededor de él a medida que progresa el tratamiento. Los movimientos del terapeuta constituyen una parte importante. La utilización del peso de su cuerpo, el patrón respiratorio y la energía personal o *ki* son tan necesarios como las manos.

Durante el tratamiento, se invitará al paciente a cerrar los ojos y a absorber todas las sensaciones físicas. El *shiatsu* no consiste sólo en aplicar presión al cuerpo, sino también en movimientos de cabeza y hombros con el fin de maximizar los efectos de la presión.

Es muy relajante. Con frecuencia, después del tratamiento, el paciente siente su cuerpo más libre y suelto y le invade una sensación de serenidad, plenitud y bienestar.

Beneficios

El shiatsu *puede ser útil en cualquier trastorno, pero es especialmente beneficioso en caso de migrañas, crisis de ansiedad, problemas respiratorios, insomnio y dolores generalizados.*

La principal ventaja del shiatsu *es que puede complementar cualquier otro tratamiento. Este hecho se debe a que se concentra más en reforzar el estado de salud que en actuar contra la enfermedad. Así pues, puede contribuir a descubrir qué es lo que no funciona, más que a tratar los síntomas.*

Reforzamiento muscular

Se utilizan varias técnicas para reforzar los músculos, lo que restituye por sí mismo el equilibrio energético. Entre éstas se encuentra el masaje profundo, para actuar sobre el drenaje linfático del músculo; el toque suave en puntos neurovasculares o de acupuntura, y los deslizamientos suaves sobre el meridiano.

Tras cada técnica se vuelve a evaluar el músculo. Si un músculo se muestra especialmente difícil de reforzar, se puede indicar al paciente ejercicios o sugerirle cambios en su estilo de vida.

KINESIOLOGÍA APLICADA

La kinesiología aplicada (KA) es una técnica aparentemente física que utiliza el tono muscular para evaluar los desequilibrios energéticos y localizar el masaje o el toque para corregir este desequilibrio. La técnica fue desarrollada por un quiropráctico americano, el doctor George Goodheart, en 1964.

El tono muscular es un buen indicador del bienestar, ya que el tono o tensión en reposo de un músculo está directamente relacionado con la mente, las emociones y nuestra química interna. El doctor Goodheart descubrió que con la evaluación del tono de diferentes músculos, podía detectar problemas que no parecían afectar de manera directa a esos músculos. Era evidente que este sistema alcanzaba el flujo energético del organismo casi de la misma manera que la medicina tradicional china trata el flujo del *chi* en los meridianos. La fuerza de los músculos evaluados parece relacionarse con el flujo libre de energía a través del meridiano que pasa por encima del músculo.

Una sesión de KA dura hasta una hora o más. Los músculos son evaluados uno a uno. El terapeuta indica al paciente que mantenga el brazo o la pierna en la posición que hace trabajar al músculo en cuestión. Seguidamente presionará o empujará con suavidad la extremidad hasta que el paciente resista. Si el paciente no es capaz de mantener la posición, esto indica una alteración del flujo de energía a través de dicho músculo.

Para empezar, el terapeuta utilizará un músculo del brazo con el fin de comprobar que el cuerpo del paciente responde adecuadamente. Después evaluará un mínimo de catorce músculos, cada uno de ellos relacionado con un meridiano de acupuntura y un órgano interno diferentes. Estas pruebas le indicarán qué músculos necesitan ser reforzados para conseguir que el cuerpo recupere el equilibrio energético. La sesión se da por finalizada cuando todos los músculos evaluados presentan un tono normal.

En ocasiones, las alergias alimentarias y los déficits nutricionales son la causa de un cansancio persistente. El terapeuta puede pedir al paciente que sostenga determinado alimento o suplemento mientras se evalúa nuevamente el músculo, lo que indicará la necesidad de excluir algún alimento o administrar un suplemento.

Los estados emocionales crónicos también pueden causar debilidad muscular persistente; en este caso, el terapeuta aplicará al paciente varias técnicas para eliminar el estrés emocional.

REIKI

El *reiki* es un método manual de curación, desarrollado en Japón, a principios del siglo XX, por el sabio y teólogo Mikao Usui. Éste sugirió una prescripción estereotipada para utilizar las manos, mientras que la energía se utiliza en los niveles más profundos de consciencia del paciente sobre aquello para lo que sea más necesaria: la salud física, emocional o espiritual. La habilidad para practicar el *reiki* no se aprende, sino que un maestro otorga el poder. Se trata de una transferencia de energía realizada mediante un toque, en cuatro «iniciaciones», las cuales abren centros energéticos del organismo de manera que la canalización de la energía *reiki* se hace fácil y segura. Normalmente, esta energía se siente en las manos como calor, vibración u hormigueo.

La energía *reiki* parece ser lo mismo que el *prana* o el *chi* y la emplea libremente el receptor para ayudar a la curación en algunos o todos los cuerpos sutiles, aunque el donante no decide qué necesidades deben «fijarse». El terapeuta preguntará al paciente acerca de los tratamientos de medicina convencional que ha realizado, pero el propio *reiki* aportará información sobre lo que está mal. El donante puede aplicar un masaje suave, pero principalmente aplica las manos sobre el cuerpo; empieza por la cabeza. Mantiene las manos durante unos minutos en cada posición; el paciente puede sentir calor, frío u hormigueo. Normalmente abarca todo el cuerpo, comienza por la frente, en una sesión que dura de media a una hora. El paciente puede dormirse; en ocasiones, éste puede derramar lágrimas, aunque es más signo de una liberación que de una exposición de sus problemas emocionales. Después se sentirá relajado o energetizado.

El *reiki* es posible realizarlo diariamente, pero la frecuencia de las sesiones vendrá determinada por el tiempo y el dinero. Los terapeutas más experimentados pueden canalizar el *reiki* a distancia. En el caso de un trastorno crónico son muy efectivas las sesiones semanales, lo que permite que continúe el proceso de curación y, en el caso de reacciones de curación, como cefaleas, náuseas o diarrea, hace que éstas desaparezcan. En el tratamiento de los trastornos crónicos puede necesitarse bastante tiempo para que aparezca la mejoría, pero las secuelas de accidentes y las enfermedades agudas llegan a desaparecer en una sola sesión. La curación no debe producirse necesariamente en el plano físico. En las enfermedades terminales, el *reiki* será útil para ayudar a la persona a llegar a una resolución en paz de su vida.

CLASE 3
Técnicas de toque suave

reiki
sanación espiritual
toque terapéutico

Se trata de métodos que apenas tocan el cuerpo físico y cuyo objetivo es influir directamente sobre el cuerpo etéreo. Además, nos facilitan la aceptación de cambios en nuestros cuerpos emocional y mental y el contacto con nuestro cuerpo causal.

Beneficios

El reiki *puede utilizarse para cualquier enfermedad o lesión, así como en trastornos emocionales y confusión espiritual. El receptor usa la energía en el lugar donde más se necesita.*

El reiki *combina bien con otras terapias, incluidas las de la medicina convencional. Es muy útil como herramienta de autoayuda y puede emplearla para usted mismo o para su familia y amigos. En todo el mundo existen cursos de formación de* reiki *a diferentes niveles. Para uso personal es suficiente con el primer grado.*

SANACIÓN ESPIRITUAL

Beneficios

La sanación espiritual puede ser una vía excelente para eliminar el estrés, causa de muchas enfermedades, especialmente psicosomáticas y psicológicas, como las cefaleas, las migrañas, el síndrome del colon irritable, el asma, la ansiedad y la depresión. Se utiliza con frecuencia para aliviar el dolor emocional, como en el caso del duelo. También puede ser útil en situaciones de difícil tratamiento como el cáncer, el síndrome de fatiga crónica y la esclerosis múltiple.

La sanación espiritual es una forma de curación por toque suave. En su forma actual se ha convertido en un término muy amplio que acoge un gran número de técnicas de toque suave que dicen actuar mediante la canalización de la energía de curación del cosmos a través del sanador y para beneficio de aquel que debe ser curado. Esto puede realizarse a través de las manos, o a distancia mediante la visualización y la oración.

La curación espiritual puede realizarse tanto individualmente como en grupo. Una sesión individual dura unos 30 minutos. El sanador aplica sus manos en los hombros del paciente para sintonizar con su cuerpo causal, lo que provoca que la energía empiece a fluir a través de sus manos. La energía es dirigida hacia seis de los *chakras*, desde la frente hacia abajo, manteniendo las manos ligeramente alejadas del cuerpo por encima de cada *chakra*. Esto los equilibra y activa los mecanismos naturales de curación.

Además de los sentimientos de compasión y de la concentración en el intento de curar, el sanador experimentará la sensación del flujo de energía a través del cuerpo del paciente. Durante la curación, el paciente también es posible que tenga estas sensaciones. Lo más habitual es hormigueo, calor y frío. La curación concluye cuando las manos del sanador vuelven a posarse sobre los hombros del paciente. Después de la curación, el paciente debe beber un vaso de agua, que le ayudará a que el cuerpo físico elimine cualquier toxina liberada durante el proceso.

Algunos sanadores combinan otras técnicas curativas con la sanación espiritual básica. Estas sesiones acostumbran a tener una duración aproximada de una hora y permiten dedicar mucho más tiempo a escuchar los problemas del paciente, a la propia curación y a eliminar cualquier cosa que pueda haber emergido emocionalmente durante la sesión. Es frecuente repetir las sesiones cada dos semanas para permitir la asimilación de los cambios.

En el período entre las sesiones, el sanador puede sugerirle la práctica de la meditación y la relajación o ejercicios de visualización para ayudar a aprender simplemente a «ser». Éste es el estado en el que la autocuración presenta las mejores perspectivas de producirse. Para muchos, la experiencia con este tipo de sanación incita los propios deseos de curar a otros. Puede tratarse de la revelación de un don de la infancia no desarrollado.

TOQUE TERAPÉUTICO

El toque terapéutico (TT) utiliza las manos para dirigir la energía vital hacia el paciente, con el fin de estimular la curación natural. Se trata de una readaptación de la antigua práctica de imposición de manos, desarrollada en Estados Unidos, en la década de los setenta, por Dora Kunz y la doctora Dolores Krieger.

El TT se basa en la teoría de la curación energética según la cual todos vivimos en un «océano» de energía vital que de manera constante nos aporta la energía que nosotros denominamos «vida». Esta misma teoría considera también que somos algo más que nuestro cuerpo físico. El TT es un medio de reajustar el equilibrio de la energía vital sutil del organismo. El efecto de esta acción en el ámbito de lo físico es la restitución del bienestar y la salud.

Los terapeutas de TT están formados para emplear su campo energético como conducto entre el océano de energía vital y el campo energético del paciente. Acceden a la energía vital y simplemente la dirigen a las zonas donde es necesaria; allí se utiliza para equilibrar, desbloquear y restituir las deficiencias en el campo energético del receptor. Esto activa la curación natural del organismo, y el efecto se filtra a través de la consciencia como alivio o cura de los síntomas físicos y las alteraciones mentales.

El terapeuta trabajará con aquello que encuentre en el campo energético del paciente. Tras un suave masaje de los hombros para contribuir a la relajación, realizará un lento movimiento deslizante, desde la cabeza hasta los pies, con las manos a poca distancia del cuerpo del paciente. Así, «lee» el campo de energía del paciente y, además, marca el inicio del proceso de reequilibrio. Seguidamente mueve las manos hacia las zonas donde ha notado un desequilibrio energético, que no es necesario que se correspondan con las zonas dolorosas o enfermas. El terapeuta puede volver a tocar al paciente e invitarle a visualizar un color o una escena.

Al finalizar, todo el campo energético del paciente ha sido reevaluado. Durante el tratamiento, el paciente puede sentir cambios respiratorios, una sensación de expansión o pesadez, mioclonías, gorgoteos en el estómago, además de calor u hormigueo, la explosión de emociones o la representación de imágenes mentales (todos estos síntomas son signos de que se producen cambios en los cuerpos sutiles). Después del tratamiento, la mayoría de la gente tiende a experimentar una profunda sensación de paz y bienestar.

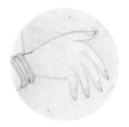

Beneficios

El toque terapéutico se utiliza en las unidades hospitalarias de cuidados intensivos, ya que es muy beneficioso para acelerar el proceso de curación de heridas, infecciones y lesiones. También es útil en caso de cefalea, síntomas psicosomáticos y procesos relacionados con el estrés; además, constituye un excelente tratamiento para los trastornos emocionales. Valioso tratamiento en las enfermedades terminales, ayuda a aliviar el dolor y a sobreponerse ante el temor a morir.

Los trastornos agudos responden bien al tratamiento, que es más efectivo si se realiza a diario. La mayoría de las enfermedades se benefician de tratamientos cortos pero frecuentes. Los procesos crónicos necesitan tratamientos semanales, aunque pueden pasar varias semanas antes de que puedan apreciarse los efectos.

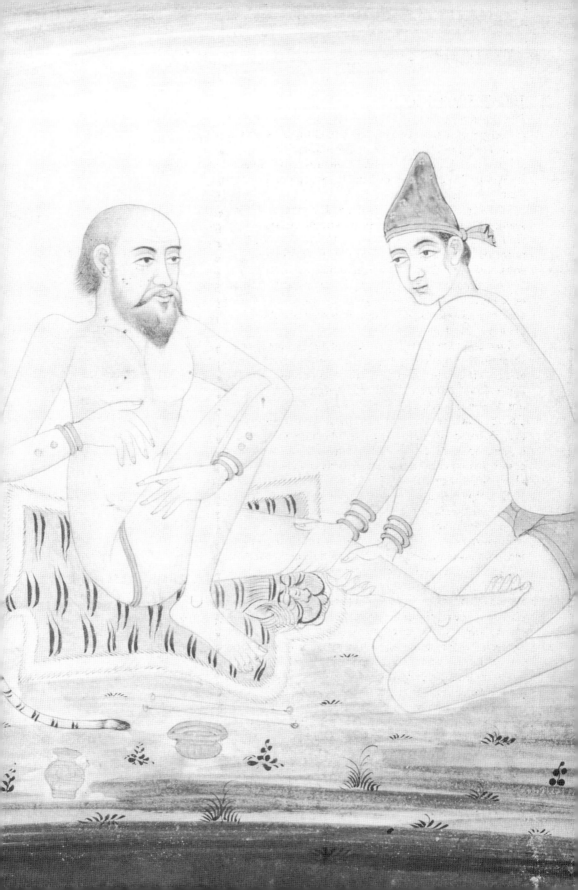

YOGA

El término «yoga» es el término sánscrito para «yugo» o «unión». El yoga es un aspecto del ayurveda, que se originó en la India, hace 4.000 años, y que fue ideado para conseguir la unión entre la mente, el cuerpo y el espíritu. Entre las muchas escuelas de yoga, tal vez la más conocida sea la del *hatha* yoga. Todos los tipos de yoga persiguen como objetivo alcanzar la felicidad de formar una unidad con el todo (*samadi*).

Las posturas (asanas) del *hatha* yoga son excelentes para el desarrollo y mantenimiento de la flexibilidad y el tono muscular. También constituyen una buena forma de relajación. Desde el punto de vista físico, el yoga constituye una buena técnica para mantenerse en forma y sentir bienestar. No obstante, las asanas del yoga no fueron ideadas para trabajar sólo en el plano físico, sino también en los cuerpos sutiles. Dado que existe una focalización en la toma interna de consciencia de la respiración y las sensaciones, así como de las posturas físicas en sí mismas, se produce una activación del cuerpo etéreo más intensa que con el ejercicio ordinario. Esta activación se extiende a los cuerpos emocional y mental. El objetivo de las asanas es la alineación de estos cuerpos, lo que contribuye a restablecer la salud, esté donde esté localizado el problema en los cuerpos sutiles. El yoga puede utilizarse asimismo para aumentar la conexión con el cuerpo causal.

Incluso en el caso de padecer una enfermedad específica, una clase de yoga es una buena manera de mejorar la salud, ya que la mayoría de las posiciones habituales están al alcance de cualquiera. Sin embargo, existen algunos trastornos, como la hipertensión arterial, el embarazo, la menstruación y los problemas de espalda en los que ciertas posturas están contraindicadas. En la mayoría de los casos, la clase comienza con posturas de pie, como calentamiento y para desarrollar el tono, y después continúa con las posturas en posición de sentado. Normalmente, se realizan poco a poco y se mantienen durante un rato. No deben forzarse hasta el punto de que aparezca dolor.

Las clases para principiantes acaban con una postura de relajación, mientras que en clases más avanzadas se camina hacia el *pranayama* (*véase* pág. 92) y la meditación (*véase* pág. 109). Las clases acostumbran a durar entre una hora y media y dos horas; y si realmente se quiere progresar, es necesario acudir semanalmente. Asimismo, es muy beneficioso practicar unos minutos cada día (el profesor le indicará las posturas a realizar).

CLASE 4
Métodos y disciplinas activos

yoga
técnica de Alexander
tai chi
chi kung

Se trata de métodos que incluyen una disciplina física que se puede aprender y practicar. Estas técnicas establecen un ideal para nuestro cuerpo con el fin de conseguir todo aquello de lo que es capaz en el presente. Aunque aparentemente físicas, estas técnicas afectan a todos los cuerpos energéticos. El objetivo se dirige, en primer lugar, a provocar cambios en el cuerpo etéreo.

Beneficios

Las asanas del hatha *yoga pueden ayudar a prevenir y tratar las enfermedades degenerativas, especialmente la artritis y la osteoporosis. También son adecuadas para el tratamiento de enfermedades psicosomáticas como el asma, las migrañas, el eccema y el síndrome del colon irritable. Asimismo, las asanas son eficaces en casos de ansiedad, depresión y adicciones, y como disciplina de autoayuda para eliminar y controlar el estrés.*

Cualquier patología puede mejorar con el yoga, ya que actúa sobre el bienestar físico, emocional y mental. Esto ocurrirá tanto si practica pranayama *o* meditación, *como si no.*

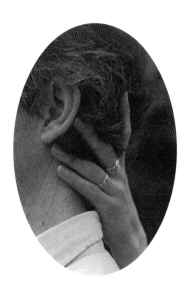

Beneficios

La TA es muy útil para las personas que sufren problemas de espalda crónicos y artritis. También es adecuada para casos de cefaleas, migrañas y algunos problemas visuales (situaciones todas ellas agravadas por la tensión cervical, la cual responde especialmente bien a la técnica de Alexander). Su función en la corrección de problemas posturales, sobre todo cuando deben mantenerse posiciones forzadas durante períodos largos, la ha hecho popular entre los bailarines y los músicos.

TÉCNICA DE ALEXANDER

La técnica de Alexander (TA) es una técnica de toque suave, desarrollada en la década de los treinta por Frederick Alexander. Las personas que la practican la consideran como un proceso de reeducación de la utilización del cuerpo.

La mayoría de nosotros pensamos que nuestro movimiento depende de la contracción de los músculos, mediante el desarrollo de tensión. La TA nos educa para realizar este tipo de movimientos simples sin que esto ocurra; primero cambia nuestra posición, de manera que las articulaciones estén equilibradas. Cuando una articulación se mantiene en equilibrio, los músculos a ambos lados de la articulación trabajan sincrónicamente; así, cuando uno se relaja, el otro se contrae sin esfuerzo.

La técnica de Alexander puede parecer física, pero trabaja principalmente sobre los cuerpos etéreo y mental. Las manos del maestro guían con suavidad los movimientos del cuerpo físico, durante el proceso de liberación de cualquier influencia distorsionadora del cuerpo emocional que esté creando tensión en el cuerpo físico.

La técnica es una herramienta para el desarrollo de la autoayuda. La primera «lección» empieza con una breve discusión de los problemas. El maestro nos guiará, a partir de ese momento, a través de una serie de movimientos repetidos; él observa cómo utilizamos nuestro cuerpo y cómo esto distorsiona nuestra postura. Pronto nos familiarizaremos con la secuencia a través de la cual nos conducen las manos del maestro. Nuestro papel no es pasivo, aunque podemos notar que las articulaciones y los músculos se desplazan inesperadamente bajo esta suave guía. Al movernos se nos invitará a tomar consciencia de tres importantes indicaciones. Éstas consisten en que el cuello está libre, la cabeza se mueve de delante hacia atrás y la espalda se estira y se ensancha. Una vez hemos introducido este esquema en nuestra mente, al mismo tiempo que realizamos los movimientos corporales, ambos quedarán relacionados en nuestro subconsciente y se reemplazarán los patrones de movimiento ineficaces.

Las lecciones acostumbran a durar media hora y son semanales. Se nos invita a ser conscientes de las indicaciones mentales en nuestra vida cotidiana, entre clase y clase. Un curso de 30-40 lecciones nos proporcionará una base suficiente para continuar por nosotros mismos, aunque menos sesiones también pueden aportar beneficio.

TAI CHI

El *tai chi chuan* se originó en China como un arte marcial, y su traducción, «puño cósmico», hace referencia al hecho de que la técnica extrae su poder de la energía del universo. En China se considera la forma más avanzada de arte marcial y, hoy en día, se sigue practicando ampliamente como una técnica para el mantenimiento de la salud.

El *tai chi* es una técnica de movimiento corporal que utiliza el cuerpo físico y la mente para influir sobre la energía de toda nuestra existencia (*chi*). La práctica nos hace de manera progresiva ser conscientes del cuerpo etéreo y nos otorga la habilidad tanto de sentir como de controlar el *chi*, ya que se mueve a este nivel. Asimismo, el *tai chi* facilita la alineación del cuerpo emocional con el resto de los cuerpos sutiles, en especial a través del cuerpo mental.

En Occidente, esta práctica ha tendido a concentrarse en el aspecto de la salud (*yin*) más que en el aspecto del arte marcial (*yang*). Dado que ambos aspectos se han desarrollado en equilibrio, la técnica pierde la mayor parte de su capacidad de estimular la salud (aunque eso no evita que con ella pueda conseguirse el bienestar). Por este motivo es imprescindible un buen maestro.

Existen cinco importantes aspectos sobre la educación en el *tai chi*, aunque muchos maestros sólo practican algunos de ellos. El más conocido se denomina la «forma» (*tao chuan*). Se trata de una fluida serie de movimientos, cada uno de los cuales designado por un nombre que describe su propósito y su forma. Esta serie se aprende y realiza atendiendo no solamente a su estructura externa y secuencia de movimientos, sino también a la experiencia interna de desplazamiento del peso, a la coordinación de la respiración así como a la visualización.

Aunque el *tai chi* arroja resultados a lo largo de años de práctica, un solo año puede aportar considerables beneficios. Con el tiempo, se logra percibir una experiencia muy real del movimiento de la energía *chi*, junto con la capacidad para dirigir y controlar la relación entre el *yin* y el *yang* del cuerpo, que es lo que produce el movimiento del *chi*. Precisamente, es esta capacidad la que otorga al *tai chi* su fuerza como arte marcial.

Otros aspectos del *tai chi* son «las manos que empujan» (*tui shou*), la defensa personal (*san shou*), el entrenamiento con armas y los ejercicios de fuerza interior (*nei kung*).

Beneficios

El tai chi *es especialmente adecuado para la protección y mejora de las enfermedades degenerativas, psicosomáticas y psiquiátricas.*

Trastornos como el asma, la artritis, la gastritis, el reumatismo, las migrañas, la depresión y el nerviosismo pueden beneficiarse de la práctica del tai chi. *Se trata sobre todo de una técnica de autoayuda, de manera que precisa de la disciplina de una práctica comprometida.*

CHI KUNG

El *chi kung* se basa en la teoría de la medicina tradicional china del *yin* y el *yang*, el flujo del *chi* y los meridianos (*véanse* págs. 42-46). Está diseñado para estimular el flujo de *chi* (energía) a través del cuerpo, mediante la sincronización de movimientos simples con la respiración. Los orígenes del *chi kung* se pierden en el tiempo, pero parece ser más antiguo que el *tai chi*. Sus movimientos fueron elaborados como un sistema de autocuración o de mantenimiento de la salud, mientras que los del *tai chi* fueron creados como un arte marcial.

Los movimientos y la respiración del *chi kung* estimulan el máximo movimiento del *chi* a través del ciclo del *yang* y el *yin*, así como el libre flujo del *chi* a lo largo de los meridianos. Esto imprime energía al cuerpo considerado como un todo y también estimula el funcionamiento de cada órgano. Probablemente, el efecto se provoca en los cuerpos físico y etéreo, pero los cambios también influyen sobre los cuerpos sutiles más externos, lo que contribuye a su efecto calmante y meditativo.

Las clases empiezan con ejercicios simples y repetitivos de calentamiento para relajar nuestro cuerpo, en especial la zona de la cintura, donde se «almacena» el *chi*. Esta zona se denomina *tan tien*, y allí se centra nuestra respiración.

Los movimientos tienen cierta similitud con los del *tai chi*. La principal diferencia es que en el *chi kung* raramente se mueven los pies. El núcleo de los ejercicios es una serie de movimientos lentos coordinados con la respiración. Cada uno de ellos se centra en un aspecto particular del flujo del *chi*, por ejemplo a lo largo de un meridiano específico, y aporta beneficios a cada órgano. Se puede aprender un grupo de ejercicios de vitalización o de relajación general, o ejercicios que mejoran un determinado problema de salud.

Una vez hemos aprendido algunas tablas de ejercicios, es beneficioso incorporarlas a la vida cotidiana. La práctica de diez a quince minutos diarios es suficiente para producir una mejora significativa, y lo ideal es establecer una hora regular para los ejercicios (un buen momento es nada más levantarse). No obstante, la simplicidad de los ejercicios los hace adecuados para ser realizados en el lugar de trabajo, siempre que se disponga de algunos momentos de tranquilidad. Con ello, podemos recargar nuestra energía, y al mismo tiempo relajarnos tras esos momentos en que nos hallamos tras un trabajo estresante.

Beneficios

Los efectos beneficiosos de la práctica regular del chi kung pueden notarse incluso pocas semanas después de su inicio, y pasados dos o tres meses suele observarse una mejora significativa. Está el beneficio inmediato de la relajación cuando existe estrés, y de la revitalización cuando estamos cansados. A lo largo de períodos prolongados, puede ser útil en la artritis, la ansiedad y la depresión, el síndrome de la fatiga crónica y las enfermedades psicosomáticas, como la cefalea, o el síndrome del colon irritable.

Asimismo, el chi kung refuerza cualquier otra terapia, especialmente otros aspectos de la MTC como la acupuntura (véase pág. 75) o la fitoterapia china (véase pág. 117).

DANZA DE LOS CINCO RITMOS®

En la década de los setenta, Gabrielle Roth ideó esta técnica de danza. Desde el punto de vista artístico, es un método moderno de danza, sin relación directa con la curación; sin embargo, desde el punto de vista de la medicina energética, puede constituir una poderosa herramienta para la autocuración.

La idea es que todo movimiento puede disociarse en cinco estilos, que componen un ciclo que va desde el reposo, pasando por el movimiento, para volver de nuevo al reposo. Cada uno de los movimientos se asocia con diferentes emociones y sensaciones. El «fluir» (fuerte, fluido, sinuoso) cuenta con una energía poderosa, aunque erótica, que genera temor o excitación, mientras que el *staccato* (abrupto, directo) tiene un sentimiento más agresivo y masculino, favorece el desarrollo de límites y puede generar ira. El «caos» (patrones con los pies fijos, mientras el cuerpo se libera en un caótico frenesí) es una zona de infierno, éxtasis y cambio, mientras que «lírico» (fluir, pero basado en un patrón de saltos de los pies) es alegría, liberación, claridad. Finalmente, la «quietud» (movimientos lentos en calma, o movimientos más rápidos en un espacio de tranquilidad) es paz, calma, meditación o, en ocasiones, inercia. Cada tema puede ser desarrollado indefinidamente.

Al trabajar con estos movimientos, acompañados por la música apropiada, es posible expresar el abanico físico de movimientos del cuerpo, al mismo tiempo que toda la serie de emociones y sensaciones. Con ello, conseguimos explorar y liberar los sentimientos negados o bloqueados. Para algunos, el planteamiento físico es un modo mucho más eficaz de acceder a las sensaciones que las técnicas de orientación mental. Asimismo, la técnica genera un equilibrio interno, que se acostumbra a conseguir mediante la meditación. Este estado se conoce como «quietud en movimiento» y concretamente se trata de un punto central entre los cuerpos físico, etéreo, emocional y mental, que permite una conexión más profunda con el cuerpo causal.

Con frecuencia, las sesiones se realizan en grupos bastante numerosos, lo que añade el poder de la experiencia. A la danza de los cinco ritmos no se la puede considerar como una «terapia», ya que sólo ofrece una pequeña guía o soporte. A este respecto está mucho más cerca de ser un entrenamiento chamánico. La danza crea estados alterados de la consciencia en los que puede llegar a producirse la curación, en especial la curación emocional.

**CLASE 5
Métodos
activos/danza**

danza de los cinco ritmos®
danza en trance
eurritmo

Se trata de métodos que incluyen movimientos físicos libres, que aumentan la movilidad de la energía en el organismo, y estimulan la experiencia emocional. Estas terapias abren un acceso hacia el cuerpo emocional y ofrecen una oportunidad para liberar o expresar sentimientos enterrados y cambios de experiencia en la consciencia que afectan al cuerpo mental.

Beneficios

La danza de los cinco ritmos puede utilizarse como complemento de métodos de curación más activos, como la medicina convencional, la homeopatía o la psicoterapia. Es útil en caso de enfermedades psicológicas, especialmente en la depresión, aunque debe reforzarse con una terapia individual como la psicoterapia. Las enfermedades psicosomáticas y las crónicas, como las migrañas, el síndrome del colon irritable, el síndrome de fatiga crónica y el asma, también pueden beneficiarse de este método.

Beneficios

Aunque la danza en trance no pretende curar enfermedades, puede ayudar a otros métodos con una orientación más terapéutica, ya que libera la conexión con el cuerpo causal y las energías curativas que se encuentran más allá. Es particularmente útil como coadyuvante de las terapias psicológicas, ya que proporciona un equilibrio para estos planteamientos de orientación mental. La danza en trance no es apropiada para personas con graves enfermedades mentales y requiere un nivel básico de salud física suficiente para permitir la danza.

DANZA EN TRANCE

La danza en trance es el nuevo nombre dado a un vieja forma de bailar originaria del mestizaje entre los bailes y tradiciones musicales del África occidental, la tradición sufi de Marruecos y las tradiciones brasileñas. En el transcurso de la década de los ochenta, el doctor David Akstein trasladó la tradición al campo de la psicología y la curación.

La danza puede prolongarse durante horas y altera el estado de consciencia; utiliza un ritmo específico (ritmo cruzado), que es demasiado complejo para ser analizado por el cerebro lógico. Así, se produce la confusión del hemisferio izquierdo dominante y permite que se produzca la armonía entre los hemisferios derecho e izquierdo. Esta armonización ofrece la oportunidad de que se lleve a cabo un profundo cambio en la consciencia y posibilita la conexión con nuestro cuerpo causal y más allá con la consciencia cósmica o lo «divino». En este trascendente estado puede producirse una curación profunda en los niveles mental, emocional o físico. Así pues, la danza en trance afecta a cualquiera de los cuerpos sutiles. El efecto se dirige de manera subconsciente allí donde es necesario.

La danza en trance es una experiencia de grupo y suele tener lugar en una serie de sesiones. La música es una mezcla única de sus raíces originarias e incorpora la percusión y el canto. Los participantes forman grupos de cuatro o cinco miembros, y una persona del grupo baila en cada sesión. Los que no bailan apoyan y protegen al danzarín, para que éste pueda bailar libremente, con los ojos cerrados. El bailarín es «inducido» a la danza mediante una suave rotación de la parte superior del cuerpo y, seguidamente, empieza a girar para contribuir a la inducción de un estado alterado de la consciencia. Entonces se le estimula para que baile libre y espontáneamente. Una vez lo ha conseguido, se activa el cambio en la consciencia.

En un principio, las emociones atrapadas en el cuerpo emocional pueden emerger y ser experimentadas con intensidad, pero a medida que la danza progresa, y al ir repitiendo las sesiones de forma continuada, esto da lugar a experiencias notablemente más elevadas o trascendentales, como el amor y la alegría, la risa, la felicidad y una perspectiva distinta de la vida. Resulta un método excelente para trasladar nuestro despliegue espiritual hasta otro nivel, sobre todo cuando se ha quedado inmovilizado.

EURRITMO

Esta terapia del movimiento se basa en la antroposofía (*véase* pág. 97), ideada por Rudolf Steiner.

Un terapeuta puede reconocer «patrones patológicos» por el modo en que la persona se mueve y, asimismo, puede elaborar un «patrón terapéutico» de movimientos para restablecer su manera intuitiva de moverse. El movimiento tiene un importante efecto sobre el flujo de la energía en el nivel etéreo, en especial cuando se centra la atención a este nivel. El cambio en el flujo energético afecta a los cuerpos sutiles más elevados y corrige las actividades del organismo, debido a que el cuerpo físico imita el patrón energético del cuerpo etéreo.

El eurritmo se enseña tanto en sesiones en grupo como en sesiones individuales. La utilización fundamental del sonido se realiza en forma de sílabas aisladas, las cuales contienen la esencia de la forma pura de los movimientos. En este contexto, el terapeuta ejecutará el sonido, pero el alumno practicará en silencio: visualizará el sonido y las asociaciones adecuadas al mismo, ya que éste transporta el movimiento. Los movimientos eurrítmicos son fluidos, pero también pueden ser vigorosos e incluir algún tipo de saltos.

Las sesiones en grupo acostumbran a centrarse en la liberación del estrés y en los movimientos de revitalización, más que en tratamientos individuales. El grupo trabaja conjuntamente o en parejas y puede utilizar objetos como pelotas o varillas de cobre. El efecto es el de una meditación de un grupo en movimiento; aporta relajación, revitalización e introspección.

Las sesiones individuales permiten mostrar un programa específico de movimiento adecuado a los requerimientos de salud del paciente. Al principio, el profesor interroga a éste sobre los problemas médicos del pasado y sobre los actuales, al mismo tiempo que le pregunta sobre los tratamientos seguidos y acerca de su vida. Todo ello le ayudará a decidir qué movimientos serán los más apropiados, y el paciente aprenderá una secuencia de éstos en una sesión posterior. Debe aprender tanto el aspecto físico del movimiento como también su sensación interna y practicar en casa entre las sesiones. Por lo general, conocer toda la secuencia lleva entre cinco y diez sesiones. Después, el paciente debe practicar en su domicilio durante diez a doce semanas antes de realizar un descanso de dos o tres semanas; descanso que permitirá que el proceso penetre profundamente de forma subconsciente. Llegado este punto, se inicia de nuevo la secuencia.

Beneficios

El eurritmo puede utilizarse para tratar cualquier forma de enfermedad. El asma y los problemas respiratorios, así como la artritis, responden de forma especialmente rápida. Aunque es posible que la enfermedad no sea eliminada, el eurritmo es muy apropiado para reducir al mínimo las agravaciones. Otras enfermedades en las cuales se utiliza con frecuencia son la apoplejía, la hipertensión arterial, el cáncer y la depresión. Se ha comprobado su especial eficacia en el tratamiento del síndrome de la fatiga crónica, así como en la preparación prequirúrgica, porque acelera el proceso de recuperación posquirúrgica.

CLASE 6
Métodos pasivos

método de Feldenkrais
masaje biodinámico
balance cero

Se trata de métodos en los que el terapeuta mueve el cuerpo del paciente, lo que puede afectar al flujo general de energía en los cuerpos etéreo y emocional.

Beneficios

El método de Feldenkrais es adecuado para un amplio espectro de personas. Algunos, como aquellos dedicados a las artes creativas, utilizan el método para mejorar su capacidad. Asimismo es muy beneficioso para los dolores generalizados y la rigidez, como en los problemas de espalda, la artritis o las lesiones antiguas. A las personas que sufren ansiedad, estrés y enfermedades con un componente psicosomático significativo les resultará beneficioso este método. También puede ser útil cuando existan serios problemas neurológicos, como la parálisis cerebral, la esclerosis múltiple o los trastornos neuromusculares.

MÉTODO DE FELDENKRAIS

Con el método de Feldenkrais, los estudiantes realizan ejercicios diseñados para centrar la atención en «cómo» nos movemos. Por lo general, las instrucciones se dan verbalmente, aunque, en ocasiones, el profesor utilizará también el tacto para guiar al estudiante hacia una comprensión más profunda de cómo se mueve.

El método lo desarrolló el físico y profesor de judo Moshe Feldenkrais, en la década de los cuarenta. Creía que el pensamiento, la percepción y la emoción se encuentran inexorablemente unidos a nuestras acciones, y que el modo más fácil de aprender acerca del Yo era mediante la observación de nuestra forma habitual de hacer las cosas. Creía también que es más fácil cambiar nuestra manera de ser si cambiamos nuestras acciones. El conocimiento de uno mismo es una antigua herramienta para el crecimiento espiritual, y el trabajo de Feldenkrais se basaba en este concepto. En este sentido, su método está relacionado con las teorías de los campos energéticos del organismo o los cuerpos sutiles.

Las lecciones del método de Feldenkrais pueden realizarse de forma individual o en grupo. La forma eficaz de movimiento que estimulan las lecciones no se enseña como una fórmula, pero la explora individualmente cada alumno. A los estudiantes se les anima a tomar consciencia de sus propias acciones habituales y a descubrir nuevas posibilidades. Las acciones se realizan de manera repetitiva, o en fases progresivas, para estimular la percepción de las sensaciones de lo que ocurre en cada parte del organismo. Así, el estudiante puede crear una consciencia más extensa de aquello que sucede durante la acción, lo cual le permite nuevas elecciones sobre cómo actuar. La toma de consciencia no afecta sólo a la postura y los movimientos, sino que, además, ofrece equilibrio y bienestar a las emociones, percepciones y pensamientos. Todo ello crea una apertura de la consciencia que puede representar una puerta hacia la curación.

Las lecciones individuales se estructuran de la misma manera, pero, en este caso, el maestro dispone de más oportunidades para centrarse en las necesidades especiales del estudiante, y, por ello, utilizará tanto el tacto como la voz. Dado que las personas responden de forma individual al método de Feldenkrais, el número de lecciones necesarias es variable. En general, los estudiantes continúan hasta encontrar un lugar de mejoría que sienten como correcto. Pueden regresar más adelante para continuar su aprendizaje.

MASAJE BIODINÁMICO

Esta técnica curativa combina la fisioterapia con los métodos físicos de imposición de manos. Su fundadora, Gerda Boysen, era inicialmente una psicoterapeuta, pero, inspirada por el tratamiento *reiki*, desarrolló el masaje biodinámico.

El terapeuta biodinámico estudia tanto técnicas de psicoterapia como técnicas corporales de imposición de manos, incluidos los diferentes tipos de masaje, el trabajo puntual con presión profunda y los movimientos estáticos y pasivos de la cabeza y las extremidades. En ocasiones, se realiza un trabajo energético algo más sutil mediante la simple colocación de las manos en diferentes partes del cuerpo.

Las sesiones duran una hora y, en la primera, el terapeuta acostumbra a establecer un «contrato» con el paciente por un número fijo de sesiones, tras las cuales se revisa el tratamiento. El propósito principal de la sesión inicial consiste en determinar qué es lo que queremos lograr.

El terapeuta observará la postura corporal del paciente, sus movimientos inconscientes (especialmente los patrones de la respiración) y cómo reacciona su cuerpo ante lo que se discute. Una vez da comienzo el masaje, también tendrá en cuenta indicadores más sutiles, como el tono, la textura y el color de la piel, así como las zonas de calor o frío. Estos datos le permiten tomar una decisión intuitiva sobre qué zonas y qué técnicas contribuirán a la liberación de la energía bloqueada, que provoca los síntomas.

Se animará al paciente a hablar sobre lo que está experimentando, y el terapeuta puede guiarle para profundizar en la experiencia. El paciente puede notar una liberación física durante el tratamiento, como cambios en los sonidos intestinales y en los patrones respiratorios. Otros cambios más espectaculares pueden consistir en el alivio del dolor físico, movimientos musculares involuntarios, sacudidas, o emociones profundas que se manifestarán en forma de llanto, risa o rabia.

Esta terapia no es agresiva, pero sí nos ayuda en el proceso de liberar las energías bloqueadas. A medida que pasa el tiempo, el énfasis de las sesiones puede volcarse más hacia la esfera psicológica que hacia la esfera física; sin embargo, todos los métodos están dirigidos a restablecer el flujo libre de la energía a través del cuerpo etéreo, lo cual es completamente esencial para mantener una buena salud.

Teoría

El masaje biodinámico se basa en la idea de que, en la enfermedad, la energía vital queda bloqueada en los huesos, el tejido conectivo y los músculos. Este patrón refleja, a nivel físico, el bloqueo energético del cuerpo etéreo. Con frecuencia, esta alteración de la energía está causada por un patrón de hábitos o trastornos emocionales no resueltos.

La energía liberada durante el masaje biodinámico también libera la energía bloqueada en el cuerpo emocional. Con ello, nuestra mente toma consciencia de este patrón emocional, de manera que puede expresarse libremente y ver para qué existe.

Beneficios

El masaje biodinámico es sobre todo efectivo para los trastornos funcionales o psicosomáticos, como el síndrome del colon irritable, el asma, la cefalea, las migrañas, los problemas digestivos, la artritis y los problemas de espalda. Está especialmente indicado cuando la enfermedad afecta de manera directa a la postura o utilización del cuerpo, por ejemplo en el caso del asma.

BALANCE CERO

Beneficios

El BC es especialmente útil como sistema de mantenimiento de la salud, ya que favorece la relajación y la eliminación del estrés, al mismo tiempo que reintegra los cuerpos físico y energético.

Se trata de un tratamiento eficaz para los problemas de espalda y articulares, y también es beneficioso en las enfermedades psicosomáticas, como las migrañas, el asma y el síndrome del colon irritable. Es muy adecuado para problemas psicológicos, como la ansiedad o la depresión, o simplemente para ayudarnos a superar momentos de dificultades mentales o emocionales.

El BC puede provocar cambios emocionales o mentales tan profundos como la psicoterapia, aunque el tratamiento tiene una orientación física. Este hecho lo convierte en ideal para aquellas personas que no desean indagar en el interior de su psique con el fin de destapar dificultades psicológicas.

El balance cero (BC) es una técnica curativa de imposición de manos que emplea la presión sobre el cuerpo o estiramientos mantenidos de las extremidades para incidir sobre el cuerpo energético y, de esta manera, ejercer influencia sobre la salud y el bienestar. La desarrolló, en la década de los setenta, el doctor Fritz Smith, especialista en un gran número de terapias complementarias. A partir de esta experiencia elaboró su propia técnica, denominada, con poca precisión, como digitopuntura estructural o BC.

El BC reconoce que el cuerpo físico está asociado a un cuerpo energético, cuya integridad es esencial para el bienestar físico. Aunque este sistema energético no se basa en las cuatro capas de los cuerpos sutiles, sí reconoce que la mente y las emociones, al igual que la estructura física, afectan a la salud y el bienestar. Las técnicas del BC han sido ideadas para relacionarse con el cuerpo energético al nivel apropiado para el proceso de curación. Éste puede ser físico, mental o emocional. El objetivo consiste en restablecer el equilibrio reconocido físicamente como «salud».

Una sesión de BC empezará con un interrogatorio por parte del terapeuta sobre la enfermedad y otros tratamientos. Se explorarán las articulaciones de la espalda y sacroilíacas del paciente, con el fin de detectar los posibles desequilibrios. Concretamente la técnica emplea la presión suave sobre el cuerpo o una tracción mantenida ligera en las extremidades, conocida como «toque esencial». Tanto esta acción como la técnica de equilibrio del «fulcro» se utilizan para evaluar la carga de las articulaciones de movilidad limitada (como la articulación sacroilíaca) y para reequilibrarlas. Después de estas operaciones se realizará un examen con el que se analizará la respuesta.

El terapeuta observará la existencia de signos físicos indicadores de que los cuerpos energéticos del paciente responden. La tensión en sus articulaciones, los movimientos oculares, la respiración y otros signos físicos, como el gorgoteo gástrico, indican un reequilibrio energético. El terapeuta sentirá también los cambios de manera directa a través de sus manos. Al finalizar la sesión, el paciente debe sentirse sereno y feliz.

Las sesiones de BC acostumbran a durar alrededor de media hora, dependiendo de las necesidades estructurales y energéticas del paciente. Se recomienda empezar con sesiones semanales durante cuatro semanas y, después, reevaluar las necesidades del paciente.

PRANAYAMA

El *pranayama* no es una terapia en el sentido habitual del término, aunque los terapeutas es probable que obtengan grandes beneficios para la salud mediante su aplicación. La traducción literal del término *pranayama* es «control de la respiración». Constituye un aspecto del *hatha* yoga (*véase* pág. 82), seguido de las posturas o asanas. No se trata de una práctica para principiantes y no debe tomarse a la ligera.

La palabra *prana*, traducida del sánscrito, significa «aliento de vida», pero en realidad significa más. Es, además, una descripción de la fuerza vital del universo que energetiza los objetos animados e inanimados. Así pues, el *pranayama* no es sólo un ejercicio respiratorio, sino más bien una manera de movilizar y distribuir la energía vital por todo el cuerpo, a lo largo de una red de canales energéticos, denominados *nadis*.

Los ejercicios del *pranayama* aumentan el flujo del *prana* dentro de los cuerpos sutiles y físico y, además, equilibran el flujo entre ellos. Esto provoca cambios fisiológicos en el cuerpo físico y también efectos psicológicos, por ejemplo mejora la memoria y la creatividad. Estos cambios pueden mantener e incluso mejorar el estado de salud.

El *pranayama* debería realizarse en posición sentada, con la columna vertebral recta. Existen varias posturas de yoga que posibilitan esta premisa, pero lo ideal es la posición de loto completo, aunque la del loto incompleto es perfectamente aceptable. Los ojos están cerrados, y la mente se concentra en la experiencia interna. En muchos de los ejercicios se utilizan los dedos y los pulgares para cerrar suavemente las ventanas de la nariz; mientras que en algunos de ellos se adopta una posición especial de las manos conocida como *mudras*. Otra técnica sirve para contraer los músculos situados alrededor de algún orificio corporal, como, por ejemplo, la garganta. En este caso se trata de una *bandha*, que favorece la eficacia de la respiración.

No debe utilizarse el *pranayama* sin la base de las asanas del yoga, ya que éstas constituyen la preparación para esta práctica más avanzada. Por este motivo, el *pranayama* se enseña generalmente en las clases de yoga avanzado, junto con las asanas, y no de forma aislada. El *pranayama* puede utilizarse para estimular la capacidad de controlar la mente o el ego. Esto ayuda al terapeuta a pasar a prácticas más sutiles del yoga, la concentración (*dharana*), la meditación (*dhyana*) y el estado de bienaventuranza (*samadi*).

CLASE 7
Técnicas respiratorias

pranayama
rebirthing (renacimiento)

Métodos que utilizan los patrones respiratorios para estimular y cambiar el flujo de energía del organismo. Cuentan con capacidad para acceder a los cuerpos energéticos.

Beneficios
El pranayama *es un modo de estimular la mejoría de la salud conseguida mediante las asanas del yoga. Es especialmente útil en las enfermedades psicosomáticas, sobre todo en el caso de problemas digestivos. También es muy útil en los problemas respiratorios como el asma; y su efecto sobre la salud en general y el bienestar puede complementar otras técnicas.*

REBIRTHING (RENACIMIENTO)

Teoría

Una respiración verdaderamente sana es un proceso suave. Los traumas emocionales del pasado pueden haber causado que retengamos nuestra respiración en un momento; este patrón influye de manera subliminal sobre nuestro patrón respiratorio.

Si nos concentramos en nuestra respiración –realizamos una inspiración y una espiración un poco más forzadas de lo normal y repetimos el ciclo–, los patrones bloqueados empiezan a mostrarse y se libera la energía atrapada en ellos.

Beneficios

El rebirthing *es una herramienta útil para el crecimiento personal y para el tratamiento de las enfermedades relacionadas con el estrés, como las enfermedades psicosomáticas y los problemas psicológicos. También es muy adecuado para tratar las enfermedades con un gran componente estresante, como los estados terminales y las enfermedades crónicas; además, ha sido empleado en el síndrome de la fatiga crónica.*

El *rebirthing* consiste en una forma de emplear la respiración con objeto de acceder a estados de consciencia normalmente inviables para nosotros. Esto permite liberar patrones energéticos bloqueados, que pueden contribuir a crear dificultades psicológicas o una enfermedad. Fue desarrollado por Leonard Orr durante la década de los setenta.

El proceso del *rebirthing* no se basa en teoría en los cuerpos sutiles, pero se puede considerar como un acceso a cualquier parte de este sistema de energías, en especial a los cuerpos etéreo y emocional. Una vez se ha conseguido liberar la energía bloqueada de los cuerpos inferiores, es habitual que sus efectos se trasladen al cuerpo mental; de esta manera, existe la posibilidad de observar el pensamiento al igual que ocurre en la meditación.

La primera sesión incluye un cuestionario sobre objetivos, salud y estado mental, y cualquier fármaco que se esté utilizando. El *rebirthing* no debe practicarse bajo los efectos del alcohol o las drogas. Asimismo está contraindicado en caso de enfermedad cardíaca, problemas pulmonares graves y enfermedades mentales. El terapeuta se esforzará en facilitar al paciente todo aquello que necesite, con el fin último de que éste pueda dejar de lado el estado de alerta normal de consciencia.

Las experiencias de una sesión de *rebirthing* son diversas, pero, por regla general, al principio debe realizarse un gran esfuerzo a fin de mantener los ciclos de la respiración. Son habituales las sensaciones de malestar, hormigueo, entumecimiento y frialdad, y se anima al paciente a respirar a través de estas sensaciones. Una vez han pasado, con frecuencia le siguen sensaciones de calor y relajación, y la respiración empieza a hacerse más fácil. Entonces, muchas personas entran en una fase emocional, donde las emociones bloqueadas, con frecuencia dolorosas, empiezan a emerger. Es necesario que el paciente mantenga el centro de su atención en la respiración, y su terapeuta le ayudará a ello, así como a relajarse dentro de la emoción hasta que ésta pase. Después, el paciente alcanza una calma y un estado meditativo, o incluso puede llegar a dormirse. En este punto es posible observar con calma los pensamientos, y pueden aparecer estados de éxtasis. Una vez se ha completado el proceso, el terapeuta hablará con suavidad al paciente para que vuelva al estado normal de consciencia.

HOMEOPATÍA

La homeopatía es una terapia complementaria bien
establecida, ya que algunos homeópatas también son
médicos convencionales. La creó a principios del siglo XIX
un médico alemán, el doctor Samuel Hahnemann, quien
obtuvo sus remedios sobre todo de plantas y minerales,
e incluso de productos animales. La homeopatía se
desarrolló a partir de las ideas de Hahnemann sobre la
enfermedad y la curación. Creía que la enfermedad era
debida al desequilibrio de la fuerza vital del organismo
y que los remedios que él preparaba neutralizaban este
desequilibrio. Desarrolló los remedios a partir de tres
conceptos. El primero de ellos expresa que «lo similar cura
lo similar». Éste es un antiguo concepto, pero el doctor
Samuel Hahnemann lo retomó al observar que si tomaba
quinina, un conocido tratamiento contra la malaria,
experimentaba síntomas similares a los que producía
dicha enfermedad.

El segundo concepto mantiene que «las dosis pequeñas
son más efectivas que las dosis grandes». En los tiempos
de Hahnemann, eran habituales los problemas de efectos
secundarios producidos por las mezclas de hierbas, y con
ello intentaba reducir al mínimo esos problemas. Las
preparaciones muy diluidas estadísticamente no contienen
ninguna molécula de la sustancia original. Éste es el
motivo por el cual no existe peligro de intoxicación,
incluso cuando se usan sustancias muy tóxicas, como
el arsénico. No obstante, en los últimos años se ha
confirmado que las preparaciones tienen efectos físicos
mensurables sobre los organismos vivos. Se ha indicado
que este efecto se debe a la formación de un patrón en el
agua causado por la «sucusión» (*véase* a continuación),
que constituye una parte única del proceso de
preparación de los remedios homeopáticos que tienen
distintas potencias.

Los remedios homeopáticos se elaboran a partir de
una sustancia inicial; realizan una gran disolución
de la sustancia, o si ésta es insoluble, la pulverizan muy
finamente. Si se trata de una solución, la disolución
puede realizarse en una proporción de 1:10 (en este
caso, se obtiene un remedio con una disolución «D»)
o de 1:100 (y se obtiene, como resultado de ello, un
remedio con una disolución «CH»). Las sustancias
insolubles finamente pulverizadas son mezcladas con
lactosa en la misma proporción 100 veces. Este proceso
se conoce como «trituración». Después de tres
trituraciones, la mezcla se disuelve en agua y se trata
como una sustancia soluble. A continuación, la mezcla

**CLASE 8
Programación
del agua**

homeopatía
remedios florales de Bach
antroposofía

Métodos que actúan sobre
los cuerpos sutiles, mediante
comunicación directa con
los mismos, y emplean
patrones de energía
mantenidos en el agua.

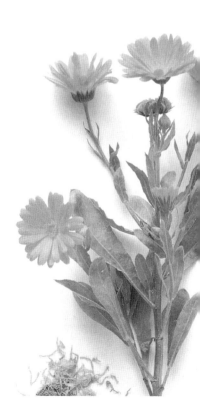

Beneficios

Tradicionalmente, la homeopatía se utiliza para el tratamiento de cualquier tipo de enfermedad crónica o larga. Parece sobre todo efectiva en ciertas personas, como los niños. La homeopatía es también importante en el tratamiento de los trastornos agudos y cotidianos, como heridas, resfriados, indigestiones, tos y cualquier tipo de enfermedad vírica. Se trata de trastornos en los que la medicina convencional tiene poco que ofrecer.

es agitada vigorosamente, en general por oscilación sobre una superficie dura, 100 veces (proceso conocido como «sucusión»). El número de veces que se efectúa este proceso de disolución corresponde al número que se encuentra delante de la «D» o la «CH» en el envase del remedio, y nos referimos a él como su «potencia». No se utilizan todas las disoluciones, ya que se ha observado que en la práctica unas son más eficaces que otras. En ocasiones se utilizan potencias superiores a la 200 CH. Para su preparación se emplean máquinas, dado que la forma tradicional de preparación llevaría demasiado tiempo.

Generalmente, se considera que las potencias más elevadas (disoluciones mayores) de los remedios tienen su efecto más importante sobre los cuerpos emocional y posiblemente mental, mientras que las potencias más bajas afectan al cuerpo etéreo; pero en la práctica, muchos homeópatas tienden a utilizar lo que mejor les funciona a ellos.

Una visita homeopática incluye preguntas sobre los trastornos del paciente, su forma de enfocar la vida, su enfermedad y sus preferencias personales, en especial en cuanto a la alimentación, el clima, los momentos del día y las épocas del año, así como preguntas detalladas sobre su salud en el pasado, acontecimientos importantes de su biografía y estilo de vida. A partir de esta información, el terapeuta equiparará al paciente y su trastorno con el remedio cuyo «cuadro sintomático» concuerde mejor. A cada remedio homeopático le corresponde un cuadro sintomático recogido mediante la observación y registrado en varias «materias médicas» homeopáticas.

Generalmente, la segunda visita se produce al cabo de un mes y se revisa la medicación. Los remedios se cambian con frecuencia durante el tratamiento, a medida que distintos aspectos de la enfermedad salen a la luz. El tratamiento acostumbra a prescribirse en forma de glóbulos o gránulos y, a veces, en forma de gotas. Los remedios deben ser tratados, almacenados y tomados con cuidado, ya que están compuestos de patrones de energía sutil y son de fácil alteración. El remedio puede administrarse como dosis única, aunque resulta más habitual la prescripción prolongada en tomas diarias o semanales.

REMEDIOS FLORALES DE BACH

Los remedios florales de Bach están formados por
38 preparados, elaborados con flores de plantas
silvestres y árboles diluidas en agua. Son parecidos
a las preparaciones homeopáticas, ya que están basados
en la energía y no se encuentra ninguna molécula de la
materia original.

El doctor Edward Bach, un homeópata de la década
de los treinta, creía que la homeopatía estaba demasiado
preocupada con la idea de poner las cosas en orden.
Desde su punto de vista, la enfermedad era un proceso
de aprendizaje relacionado con un propósito superior de
las personas en la vida, y la verdadera curación provenía
del interior. Así, los detalles físicos de una enfermedad
eran menos importantes que los falsos valores y las
emociones negativas relacionados con ésta. Es
precisamente a estos factores a los que van dirigidos
los remedios florales de Bach. Las propiedades curativas
específicas de cada planta fueron enunciadas por el
doctor Bach de forma intuitiva.

Los remedios florales de Bach se prescriben de forma
similar a los remedios homeopáticos: se pone énfasis
en el estado psicológico y emocional del paciente. El
terapeuta interrogará al paciente sobre su enfermedad,
en especial sobre cómo se siente a este respecto. Con
ello conseguirá información para elegir el remedio más
acorde con su problema.

Los remedios actúan en el cuerpo mental para liberar
nuestro acceso al cuerpo causal. Este efecto se reflejará
paulatinamente en los cuerpos emocional y etéreo y,
finalmente en el físico.

Los remedios florales de Bach
son útiles en todos los trastornos
físicos y, sobre todo, son útiles
como complemento de la
psicoterapia, ya que contribuyen
a liberar cambios en la consciencia
(uno de los aspectos positivos de
sufrir alguna enfermedad). Los
remedios son adecuados para
el tratamiento de enfermedades
agudas, pero, para ello deben
tomarse durante los días que dura
la enfermedad. En el caso de
enfermedades prolongadas es
necesario continuar el tratamiento
durante meses para obtener un
beneficio.

Cómo se preparan los remedios

*Los remedios florales de Bach
se elaboran con los especímenes
más sanos de la planta en
cuestión, recolectada en su
hábitat. Se dejan en el exterior,
sumergidas en agua de
primavera, durante un día
soleado; de esta manera la
energía solar puede fijar
la impronta del campo
energético de las flores en el
agua. Al finalizar el día, se
filtra el agua y se mezcla con
coñac, lo que fija el patrón
energético en el agua para
que permanezca estable
indefinidamente.*

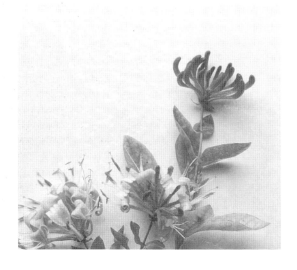

ANTROPOSOFÍA

Beneficios

Muchos trastornos responden bien al planteamiento antroposófico, que es compatible con la medicina llamada convencional.

La rinitis alérgica, la lumbalgia y la artritis son trastornos muy comunes, cuya curación con los métodos convencionales es con frecuencia difícil; todos ellos responden bien al tratamiento antroposófico. La debilidad generalizada, como en el caso del síndrome de fatiga crónica, la ansiedad y la depresión, se beneficia de este planteamiento multidisciplinario. También goza de un lugar respetable en el tratamiento del cáncer.

La medicina antroposófica es un sistema terapéutico integrado, inspirado por Rudolf Steiner. Éste percibió que la existencia humana está formada por el cuerpo físico y los cuerpos de energía sutil, y que los trastornos en uno o varios de estos cuerpos conducen a la enfermedad. Creía que el cuerpo físico estaba envuelto en tres capas de cuerpos sutiles, de forma similar al sistema descrito en las páginas 36-40.

La medicina antroposófica aspira a determinar en qué nivel del sistema de cuerpos sutiles se ha originado una enfermedad y, basándose en esto, cuál sería el mejor planteamiento. Incluye técnicas diagnósticas y terapéuticas de la medicina convencional. Los médicos antroposóficos se forman en primer lugar en la medicina convencional. Los medicamentos antroposóficos se preparan de manera similar a los remedios homeopáticos, aunque las indicaciones para su prescripción pueden diferir de la homeopatía. Con frecuencia se utilizan también medicamentos fitoterápicos, así como tratamientos de base física, como la hidroterapia y los masajes basados en los aceites esenciales. La terapia del movimiento, el eurritmo (*véase* pág. 88) y la terapia por el arte son planteamientos tanto psicológicos como espirituales que se emplean junto con el asesoramiento de base espiritual.

Se interrogará al paciente sobre su enfermedad, las enfermedades del pasado y los tratamientos, además de sobre su estado emocional y proyectos de vida. El examen se centrará en el aspecto físico (temperatura corporal, constitución y postura). También se pueden realizar radiografías o análisis de sangre si el diagnóstico médico no está claro. Seguidamente, el médico estará en condiciones de realizar su prescripción antroposófica, homeopática o fitoterápica para estimular la respuesta curativa del cuerpo etéreo. Asimismo, el terapeuta puede prescribir algún tratamiento físico, como el masaje, por ejemplo, para trabajar en ese mismo nivel.

Con frecuencia, las enfermedades crónicas necesitan tratamiento a otros niveles. El eurritmo, la terapia por el arte y el asesoramiento son útiles para ayudar al proceso curativo, además de proveer experiencias que pueden ayudar a la persona en la exploración del significado profundo de su enfermedad y su naturaleza espiritual.

Los trastornos agudos necesitan a menudo un único tratamiento, mientras que las enfermedades crónicas pueden beneficiarse de un período terapéutico más prolongado.

FENG SHUI

El *feng shui* es el antiguo estudio chino de cómo vivir de acuerdo con las fuerzas de la naturaleza. Este estudio, considerado tanto un arte como una ciencia, tiene más de 7.000 años de antigüedad y puede aplicarse a cualquier faceta de la vida cotidiana. En Occidente, el *feng shui* está ganando popularidad como método para designar el uso de una habitación y para colocar el mobiliario, las plantas y la decoración, con el fin de conseguir un máximo de bienestar. Los chinos también lo utilizan para asegurar una relación armoniosa entre un edificio y su entorno.

Las energías sutiles de nuestro entorno no afectan sólo al cuerpo físico, sino también al cuerpo etéreo. Las alteraciones crónicas y graves en un nivel sutil pueden ser, en último extremo, causa de enfermedad. El *feng shui* fortalece estas energías en beneficio nuestro.

Las teorías del *feng shui* permiten al terapeuta observar la posición de una casa, la utilización de una habitación y la localización del mobiliario y los ornamentos, a fin de detectar si el flujo del *chi* transcurre de forma sana o no. Determina los lugares donde la energía se ve alterada o bloqueada, o dónde se mueve con demasiada rapidez sin aportar ningún beneficio. La consulta incluye una inspección de la casa, en ocasiones con un compás de *feng shui* para detectar las energías. Se tiene en cuenta el flujo del *chi* a través de la entrada principal y alrededor de las habitaciones, así como entre la combinación de los cinco elementos en la decoración y los objetos. Se presta especial atención a los dormitorios, la cocina y el cuarto de baño. Dado que pasamos una buena parte de nuestra vida durmiendo, es muy importante que en el dormitorio se produzca un flujo sano del *chi*. La cocina es donde se crea la mayor parte del *chi* interno, debido al calor de los fogones, mientras que en el cuarto de baño es donde se produce una mayor pérdida del *chi*, debido a la eliminación de residuos a través de los sanitarios.

El experto indicará las alteraciones en el uso de las habitaciones, el mobiliario y la posición de los ornamentos, para conseguir un equilibrio de la energía *chi*. A veces, recomendará la colocación de objetos adicionales, como cristales, un móvil de campanillas o espejos, para estimular o neutralizar los patrones energéticos. En las semanas siguientes, podremos notar cambios sutiles y sorprendentes, los cuales pueden afectar a cómo la persona se siente en su casa, a su salud, a las relaciones e incluso a su «suerte» de manera positiva.

CLASE 9
Combatir las influencias negativas

feng shui
radiestesia

Se trata de métodos que detectan, eliminan o neutralizan energías nocivas de nuestro entorno. Este tipo de energías ambientales afectan sobre todo al cuerpo etéreo. Algunas pueden detectarse mediante la utilización de sensibles instrumentos científicos; por ejemplo, los campos eléctricos. Otras, como las aguas subterráneas, pueden ser localizadas por un zahorí.

Las dos escuelas de *feng shui*

La escuela de forma de feng shui *basa su comprensión del intercambio de energías en los principios de los cinco elementos (véase pág. 45). La escuela de compás utiliza el «ba-gua», o compás de* feng shui, *para detectar el intercambio de energía en cualquier ambiente, desde el trazado de una ciudad hasta la forma de un escritorio.*

**Indicadores del
estrés geopático**

• *Aparición de enfermedades,
sobre todo psicológicas o con
participación del sistema
inmunitario, infecciones
recurrentes o cáncer, que
nunca antes habían supuesto
un problema.*

• *Constantes problemas
emocionales o de salud desde
el traslado.*

• *Desde el traslado, otros
miembros de la familia sufren
problemas de salud.*

• *El nuevo hogar sigue
pareciendo poco acogedor, a
pesar del cambio de decoración
y la introducción de las
pertenencias.*

• *El cáncer que aparece entre
8 y 10 años después del
traslado, sobre todo si
las circunstancias de la
enfermedad son poco
habituales; por ejemplo, si
ambos miembros de la pareja
sufren cáncer en un período
corto de tiempo, o en casos
de cáncer que aparecen a una
edad temprana.*

RADIESTESIA

La radiestesia es un método para detectar y tratar el estrés geopático (también denominado tensión geopática), el resultado de las energías telúricas destructivas para la salud y el bienestar. La Tierra posee su propia aura o campos de energía, y nuestros campos de energía han evolucionado hasta armonizar con los de la Tierra, lo que nos ayuda a mantener nuestra salud. Sin embargo, si se altera el campo de la Tierra, o se sobreponen campos creados por el hombre, puede destruirse esta armonía y provocar que nos sintamos mal o incluso enfermos.

La mayoría de los casos de estrés geopático no pueden detectarse, pero pueden «sentirse» por personas sensibles con la radiestesia. El zahorí casi siempre puede detectar y tratar el estrés geopático si inspecciona el hogar de la persona y explora todo el terreno, normalmente con unas varillas en forma de «L» que sostiene en sus manos. Buscará zonas de estrés, pondrá especial atención en la zona por encima de las camas, el sillón favorito y las zonas de trabajo. Una vez se han detectado las zonas de estrés, éstas pueden neutralizarse o desviarse; lo más habitual es mediante la inserción de varillas de cobre en el suelo, pero en ocasiones mediante la utilización de agujas, estacas de madera, cristales o un pequeño mojón. Suele ser suficiente un único tratamiento.

Los efectos del tratamiento pueden empezar a notarse de inmediato, aunque el bienestar total puede tardar algunos meses en manifestarse. Las enfermedades desencadenadas por el estrés geopático deberían mejorar pasado este tiempo.

El estrés geopático se considera un factor coadyuvante de muchas enfermedades. Enfermedades graves, de las que no se conoce la causa, como la esclerosis múltiple, la enfermedad de las neuronas motoras y las enfermedades de Parkinson y de Crohn, han sido relacionadas con el estrés geopático, aunque con la que parece estar particularmente relacionado es con el cáncer. El síndrome de fatiga crónica, las alergias múltiples y los desequilibrios hormonales, como el síndrome premenstrual, también pueden estar asociados a él, al igual que otras dolencias menos serias como alergias menores, viriasis recurrentes, cefaleas, migrañas y síndrome del colon irritable. Enfermedades psicológicas y trastornos como la ansiedad, la depresión, la agresividad y la hiperactividad son reacciones habituales. La aparición de trastornos no específicos como somnolencia, sensación de «vacío», «tener los nervios de punta» o la irritabilidad a causa de un traslado pueden estar causados por el estrés geopático.

CROMOTERAPIA

La utilización del color para la curación se menciona por primera vez en el Veda (*véase* pág. 46), pero también se utiliza en la tradición chamánica. Theo Gimbel, inspirado por las ideas de Rudolf Steiner, reestableció el color como terapia en la década de los cincuenta. Desde entonces, el color ha ganado una gran credibilidad como herramienta curativa.

Según la teoría de Gimbel, basada en textos místicos, la materia está formada por energía y puede considerarse como «luz solidificada». Así pues, la materia responde a la luz y, especialmente, responde de forma distinta a las diferentes longitudes de onda, es decir, a los distintos colores de la luz.

Los colores empleados en la terapia se crean al irradiar el espectro completo de la luz a través de un cristal tintado de alta calidad; éste produce un rico espectro en los armónicos de la longitud de onda del color. Cada persona presenta una longitud de onda personal, que desencadena la máxima respuesta.

El tratamiento comienza con la evaluación de la columna vertebral del paciente, mediante un método radiestésico en una ficha que representa la columna. La columna está dividida en cuatro secciones que representan los cuerpos mental, emocional, metabólico y físico. Dentro de cada sección hay ocho vértebras, cada una de ellas con la energía de un color del espectro terapéutico. El espectro se basa en cuatro parejas de colores complementarios. El terapeuta utiliza la radiestesia para encontrar qué energías cromáticas están activas en la columna del paciente, coloreando la ficha de la columna con los colores adecuados.

Seguidamente, cada vértebra coloreada es emparejada con su complementaria en algún lugar de la ficha. El color desparejado es aquel que no está equilibrado en el organismo del paciente y es el que se utilizará en la terapia. Si se llevan ropas blancas, uno se halla bañado en este color y, de esta forma, en su complementario. Los colores son emitidos con las formas asociadas a éstos, las cuales también se complementan unas a otras.

El cuerpo necesita tiempo para asimilar el tratamiento, y el intervalo habitual entre una sesión y la siguiente es de tres a cuatro semanas. En general, es suficiente únicamente con tres tratamientos. En el período entre una sesión y otra se puede indicar al paciente que lleve «su» color y, ocasionalmente, también su complementario. Asimismo, se le puede invitar además a utilizar estos colores en una visualización.

CLASE 10
Estimular las energías positivas

cromoterapia
sonoterapia

Se trata de métodos de estructuración física de nuestro entorno, que nos afecta a través de nuestros sentidos. Los sentidos provocan un importante efecto sobre el cuerpo emocional.

Curación por el color
Los colores pueden usarse de manera más informal en la curación, mediante el cambio de los colores que viste normalmente la persona, los esquemas cromáticos del puesto de trabajo o del hogar, o mediante visualizaciones o movimientos que estimulen nuestra experiencia de un color que nos beneficie.

SONOTERAPIA

Beneficios

Los trastornos psicológicos, como la depresión y la ansiedad, responden bien a la sonoterapia; ésta puede contribuir a la eliminación del estrés provocado por las enfermedades crónicas. Tiene una función especial como herramienta para el mantenimiento de la salud, y combina la creatividad, la diversión y aporta los efectos sutiles que el sonido ofrece sobre los cuerpos físico y energético.

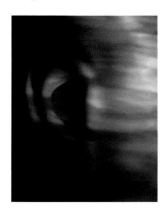

La utilización del sonido como método curativo data de los albores de las prácticas curativas: las tradiciones chamánicas. Éstos utilizaban notas simples de campanas, címbalos y escudillas, así como cantos y ritmos repetitivos de tambores y matracas, todos los cuales son considerados con propósitos espirituales y curativos.

La presente reactivación de la sonoterapia se inició, lo más probable, con Rudolf Steiner, que la combinó con el movimiento del eurritmo (*véase* pág. 88). La popularidad de este método curativo siguió aumentando en las décadas de los años sesenta y setenta, junto al creciente interés por el chamanismo y la medicina energética.

El sonido no se relaciona tan sólo con el oído; las vibraciones que crea también son captadas por el resto del organismo. Somos capaces de sentir con nuestro cuerpo algunos sonidos de bajas frecuencias, pero no somos capaces de oírlos. En la medicina energética se considera que esta vibración afecta a los diferentes cuerpos sutiles, en especial a las emociones. Los *chakras* (*véanse* págs. 46-49) son muy sensibles a los efectos de los sonidos, al igual que los meridianos de la medicina tradicional china (*véanse* págs. 42, 44).

Algunos terapeutas trabajan con un solo paciente para tratar problemas específicos con el sonido. Otros se concentran en un grupo, con lo que se consiguen menos objetivos específicos, pero se permite que todos participen en la curación mutua.

La sonoterapia utiliza el sonido de múltiples formas, que frecuentemente se combinan. Las técnicas musicales incluyen el canturreo (canto de canciones repetitivas) y la entonación (tocar o cantar notas aisladas, a menudo prolongadas). Asimismo, los participantes pueden escuchar o crear sus propios ritmos. En ocasiones se tocan o escuchan músicas mucho más complejas. Además, la sonoterapia presenta la posibilidad de incluir la creación de sonidos «naturales», como la risa o los suspiros.

La sonoterapia, tanto practicada de forma individual como en grupo, resulta sumamente estimulante y relajante. También favorece el contacto con nuestras emociones y su expresión; es, por tanto, una técnica magnífica para el tratamiento del estrés. La creación de sonidos o música en compañía de otras personas favorece en seguida la cohesión del grupo, lo que nos ayuda a sentirnos realmente conectados con los demás.

PSICOANÁLISIS DE JUNG

En sus orígenes, el psicoanálisis fue desarrollado por Sigmund Freud, en 1890, y, probablemente, Carl Jung (1865-1961) es su seguidor más conocido.

Jung tuvo consciencia de la existencia de los cuerpos sutiles, y esta técnica parece trabajar ante todo sobre el cuerpo mental, aunque con ello se accede a los cuerpos emocional y etéreo. Asimismo se establece contacto con el cuerpo causal.

Es probable que las dos primeras sesiones se dediquen a encontrar lo que ha llevado al paciente al análisis y a establecer las expectativas, metas y necesidades. El paciente convendrá un contrato verbal que establezca durante cuánto tiempo y con qué frecuencia acudirá a la consulta. El proceso acostumbra a durar un mínimo de dos años, con dos a cuatro sesiones de contacto a la semana. Por supuesto, se trata de un enorme compromiso y, por tanto, es importante que el paciente esté seguro de reconocer que su problema o enfermedad original es una manera de iniciar la exploración de su subconsciente, un viaje que le conducirá hacia el terreno de lo desconocido.

El análisis no es sólo un método para deshacerse del problema o la enfermedad. El paciente deberá iniciar la conversación y llevar el peso de ésta. Es libre de hablar sobre todo lo que quiera, y su analista no interferirá en la progresión de su pensamiento. En estas circunstancias, en poco tiempo, se abrirá y explorará el subconsciente. El terapeuta puede estimular una profundización de la experiencia del paciente mediante la utilización de preguntas dirigidas a ampliar ciertos puntos y ofrecer una interpretación de lo que el paciente está diciendo. Durante el proceso se acostumbra a producir una «transferencia» hacia el terapeuta; se le identificará con una persona importante, como el padre, la madre o un amor ideal. De este modo es posible trabajar las emociones no resueltas, a medida que el proceso se despliega de forma progresiva.

El análisis de Jung puede indicar el camino hacia una mayor comprensión de uno mismo. No se trata únicamente de solucionar el problema, sino de una búsqueda espiritual del sentido de la vida. No obstante, las enfermedades de origen psicosomático o psicológico a menudo se alivian durante el análisis. Las enfermedades psicológicas graves, como la esquizofrenia o el trastorno afectivo bipolar (TAB), también se benefician de este método, aunque no deben ser tratadas sin la debida supervisión médica.

CLASE 11
Psicología

psicoanálisis de Jung
hipnoterapia
programación
 neurolingüística
entrenamiento autogénico
asesoramiento
 de reevaluación
curación chamánica

Estos métodos utilizan la mente. Las diferentes técnicas provocan efectos en los diferentes cuerpos energéticos. Por ejemplo, las técnicas de relajación afectan ante todo al cuerpo etéreo.

Teoría

En primer lugar, el análisis permite explorar en profundidad la propia esencia de nuestra existencia y nos da una clara visión de cómo respondemos a los otros y cómo actuamos, al mismo tiempo que nos conecta más estrechamente con el Yo.

De acuerdo con el planteamiento de Jung, nuestro estado normal de vigilia se denomina «consciencia», y la parte de nuestra mente, o psique, de la que no somos conscientes en condiciones normales, recibe el nombre de «subconsciente». La parte subconsciente es la que nos provoca dificultades tales como la enfermedad o problemas de relación, y está siempre en funcionamiento.

HIPNOTERAPIA

Esta forma de psicoterapia utiliza la hipnosis para acceder al subconsciente mediante la inducción de una relajación profunda. Usa el cuerpo mental para acceder al cuerpo emocional, lo que puede contribuir a cambiar patrones de pensamiento que quizás escondan una enfermedad psicológica. Los cambios en el cuerpo emocional también pueden filtrarse hacia los cuerpos etéreo y físico y conducir a una mayor sensación de bienestar.

En general, las sesiones son semanales y duran alrededor de una hora. La primera se concentra en los problemas, físicos y psicológicos, y en obtener información sobre el estilo de vida del paciente.

Existen varias maneras mediante las que se puede «inducir» el estado de hipnosis, pero en todas ellas es importante la confianza del paciente en el terapeuta y dejar a un lado el escepticismo. Un método habitual consiste en sugerir al paciente que se concentre en un punto por encima de su línea natural de visión y respire lentamente. Una vez relajado, el paciente mira cómo el terapeuta lleva su pulgar desde el puente de su nariz hasta el centro de su frente, mientras que éste cierra los ojos e imagina una escena de paz. Entonces, el terapeuta cuenta desde diez hasta uno, invitando al paciente a que se relaje más profundamente con cada número. Al llegar al «uno», se indica al paciente que se desprenda de cualquier tensión. En esta fase se ha creado el acceso a la mente subconsciente, aunque la consciencia del paciente puede rechazar las sugerencias inaceptables y mantiene siempre el control.

El terapeuta hará sugerencias al subconsciente del paciente para estimular la confianza, la autoestima y el bienestar. La siguiente fase consiste en utilizar este acceso al subconsciente para cambiar viejas creencias y patrones; para ello, permite al paciente revisar aquello que los desencadenó y reemplazarlos por valores más adecuados respecto a sí mismo.

El cierre de la sesión incluirá algunas indicaciones para el subconsciente del paciente que le harán sentir mejor consigo mismo y más seguro, y que además le ayudarán a que el proceso iniciado en el subconsciente continúe una vez el paciente regrese a la normalidad. Finalmente el terapeuta sacará al paciente del estado de hipnosis mediante una indicación: le pedirá que visualice una imagen agradable y, tras contar hasta siete, se producirá el retorno al estado de vigilia, donde se siente alerta, relajado y optimista.

Beneficios

La hipnoterapia puede ayudar en un gran número de trastornos; la medicación no interferirá en su eficacia. Los problemas psicológicos y las enfermedades psicosomáticas responden especialmente bien, aunque otras enfermedades físicas, como las crónicas y el cáncer, pueden presentar también una buena respuesta. Es un método excelente para eliminar el estrés que puede ser causa o es producido por la enfermedad. Asimismo, la hipnosis se utiliza en el tratamiento de las adicciones y para el control del dolor.

ADVERTENCIA

Las enfermedades psicológicas graves, como la depresión, la esquizofrenia y el trastorno afectivo bipolar (TAB), precisan de un terapeuta experto y no deberían ser tratadas sin una completa supervisión médica.

PROGRAMACIÓN NEUROLINGÜÍSTICA

Esta técnica psicoterapéutica (PNL para abreviar) ha sido creada para contribuir a la comprensión de cómo pensamos y nos sentimos, además de permitirnos realizar nuevas elecciones sobre cómo respondemos ante las distintas circunstancias. La PNL considera que todos nosotros poseemos la respuesta a cualquiera de nuestros problemas vitales. La dificultad reside en acceder a ésta, y la PNL nos ofrece la manera de conseguirlo.

El primer paso consiste en averiguar si el paciente piensa de una manera visual, auditiva o kinestética. Lo siguiente es reorientar la percepción que el paciente tiene de su problema. Esto se consigue mediante la realización de ejercicios mentales para revelar sus procesos de pensamiento y, seguidamente, ofrecerle maneras alternativas de razonar.

Puede utilizarse un gran número de técnicas. El paciente será animado por el psicoterapeuta a trazar sus ideas sobre el problema según un patrón de comportamiento que tal vez ya no sea el adecuado. Por ejemplo, podemos habernos enfrentado a la autoridad eludiéndola como un niño, actitud que se puede haber convertido en un patrón. El proceso de «reestructuración» nos permite cambiar la manera en que nos sentimos en relación con el problema y, frecuentemente, llegar a la solución. Esto es muy gratificante y curativo en sí mismo.

Es posible aplicar estas técnicas de psicoterapia no sólo a los problemas de salud, sino también a los de trabajo, las relaciones y la «lucha interna», que a menudo conducen a una enfermedad física. La PNL trabaja ante todo actuando sobre el sistema de valores, es decir, su objetivo más importante es conectarnos de manera más directa con el cuerpo causal. Finalmente, estos cambios se filtran para influir en nuestros cuerpos emocional, etéreo y físico.

El terapeuta de PNL preguntará al paciente sobre el problema básico. Al hablar, observará su lenguaje corporal, incluidos la forma de hablar y el uso de las palabras, los patrones respiratorios y los movimientos de los ojos. Todo ello da una idea del paciente a la hora de procesar el pensamiento y las emociones.

En teoría, una sesión de PNL tiene un final abierto y llega a un punto de resolución, pero aun cuando no esté resuelto el problema, éste se habrá «reestructurado» mejor. Tras la sesión, la mente seguirá trabajando el nuevo punto de vista y, por tanto, más tarde pueden producirse otros cambios.

Orígenes

La PNL la desarrollaron en la década de los setenta los americanos Richard Bandler y John Grinder, que estudiaron cómo trabajaba un grupo de terapeutas con éxito. Descubrieron que el modo en que enfocaban el proceso del pensamiento y las emociones constituía la clave de su éxito. Bandler y Grinder analizaron este proceso en sus componentes y lo trasladaron a la técnica de la PNL.

Beneficios

La PNL se diseñó para movilizar los problemas con rapidez, para que sus efectos pudieran notarse tras pocas sesiones. Esto es especialmente cierto en el tratamiento de determinados trastornos, como las fobias, para las que resulta muy efectiva. También es útil a la hora de romper hábitos mentales, como el tabaquismo, y para permitirnos realizar mejores elecciones vitales, como nuestra forma de ser ante las relaciones sociales.

ENTRENAMIENTO AUTOGÉNICO

El entrenamiento autogénico (EA) es una herramienta de autoayuda con base psicoterapéutica que combina algunos elementos de la meditación con la relajación y la afirmación.

El entrenamiento autogénico está pensado para equilibrar las actividades de los hemisferios cerebrales izquierdo (dominante) y derecho (pasivo). Con ello se contribuye a restablecer el equilibrio emocional, y tiene efectos beneficiosos sobre el aspecto autónomo o subconsciente del sistema nervioso, el cual toma parte en muchas enfermedades físicas.

La teoría del EA no está relacionada con las teorías de los cuerpos sutiles, pero la técnica parece ofrecer importantes efectos sobre los cuerpos emocional y mental. Éstos se filtran hacia los cuerpos etéreo y físico y producen un alivio de los síntomas. Asimismo, actúa de la misma manera que la meditación para mejorar la conexión con el cuerpo causal. Así, se libera el estrés, ya que nos permite la conexión más estrecha con la parte de nosotros mismos que existe más allá del estrés de la vida cotidiana.

El entrenamiento autogénico se enseña sobre todo a médicos, enfermeras y otros profesionales de la salud, que lo aprenden como soporte a su formación profesional. Se acostumbra a enseñar en grupos de seis a ocho personas, aunque en ocasiones son más apropiadas las sesiones individuales.

Antes de iniciar una sesión de grupo, se somete a la persona a una evaluación. Existen ciertos trastornos, como la esquizofrenia y las enfermedades mentales graves, para las que no es apropiado el EA; otros trastornos, como la cardiopatía isquémica, deben modificar sus métodos. Las sesiones duran una hora y media y se repiten durante unas ocho o diez semanas. En ellas se aprenden los seis ejercicios estándar: pesadez de las extremidades; calor en las extremidades; concentración en el latido cardíaco; respiración; calor en el abdomen, y frialdad en la frente. Se sugiere a la persona que lleve un diario de las sesiones y que practique como mínimo durante diez minutos tres veces al día. También pueden introducirse otras técnicas, como fórmulas personales y motivacionales (afirmaciones positivas) que incluyan ejercicios intencionales. Todos los ejercicios deben realizarse con una concentración pasiva, sin intentar o esperar resultados; sin embargo, hay que tener siempre presente lo que está sucediendo.

Beneficios

El EA es de gran ayuda en los trastornos crónicos, los elementos psicosomáticos de la enfermedad y las alteraciones psicológicas. Las cefaleas y las migrañas responden bien, y lo mismo sucede en el caso del asma; la técnica puede contribuir a la prevención o limitación de las crisis agudas. La hipertensión arterial, el síndrome del colon irritable, el insomnio, las alteraciones vesicales, la artritis e incluso la diabetes y el sida son trastornos que se alivian con EA.

Los terapeutas que lo trabajan regularmente sufren menos enfermedades agudas, tales como viriasis, lo cual constituye una evidencia de que el EA estimula el funcionamiento del sistema inmunitario. También es adecuado para los estados psicológicos como fobias, ataques de pánico, irritabilidad y ansiedad.

ASESORAMIENTO DE REEVALUACIÓN

El asesoramiento de reevaluación (AR) es una interesante herramienta psicológica en la que no existe un orden jerárquico entre el terapeuta y el paciente. En un curso de AR se aprende a ser las dos cosas y, en ese sentido, se realizan sesiones con un compañero del curso en las que se puede dividir el tiempo para desempeñar alternativamente ambos papeles.

La técnica de AR la desarrolló en América, en la década de los cincuenta, Harvey Jackins. Su teoría sobre el comportamiento humano proponía que las dificultades que tenemos para encontrar el origen de los patrones irracionales de comportamiento están desencadenadas por una respuesta emocional inapropiada a una determinada situación. Por ejemplo, supongamos que, como niños, nos enfrentamos a un problema que nos superó. Si en lugar de enseñarnos a ser capaces de entrar por completo en la experiencia nos obligaron a estar quietos, esto interrumpió en su totalidad la «descarga» de emociones. Así pues, cada vez que se produce una situación similar, nuestro mecanismo normal y espontáneo de solucionar el problema consiste en superar la vieja alteración mediante la reestimulación. Dado que estamos programados para considerar inaceptable dejarnos vencer por la situación, y de esta manera, que se produzca la «descarga», nuestra represión se expresa de nuevo y se mantiene el círculo vicioso.

Algunas de estas alteraciones se activan con tanta frecuencia que se ven estimuladas permanentemente. Este hecho lleva a lo que parecen trazos difíciles de la personalidad, pero en realidad se trata de respuestas irracionales crónicas que pueden ser eliminadas. El objetivo principal del asesoramiento de reevaluación es recuperar nuestra capacidad de pensar y reaccionar de la manera más racional, en lugar de responder como en la vieja situación.

El AR trabaja en los cuerpos emocional y mental, para eliminar los patrones de alteración mantenidos en el cuerpo emocional que influyen sobre el cuerpo mental. Los efectos de esta alteración pueden filtrarse hasta el nivel físico y provocar la aparición de enfermedades psicosomáticas.

El AR es esencialmente un entrenamiento. Un curso básico consiste en sesiones semanales y de fin de semana, y, entre sesión y sesión, hay que practicar con un compañero del grupo. Después, pueden intercambiarse las sesiones con otras personas formadas, proceso conocido también como «coasesoramiento».

Beneficios

El AR es ante todo beneficioso para las personas con problemas psicológicos, y también puede ayudar a reducir el componente psicosomático de la enfermedad. Se trata de un medio adecuado de apoyo en las enfermedades crónicas o terminales, ya que contribuye al proceso de asociación de sensaciones.

El proceso de descarga

La descarga es la liberación espontánea de una emoción, como la risa o el llanto; o la liberación a nivel físico, como un escalofrío o un bostezo. Una vez da comienzo la descarga, es importante que se le permita continuar hasta que encuentre su resolución natural. Con ello, se inicia el proceso de liberación del paciente de las respuestas rígidas e irracionales cuya estructura mantenía.

CURACIÓN CHAMÁNICA

Beneficios

La curación chamánica se utiliza sobre todo en los problemas psicológicos, que también pueden estar relacionados con una dolencia física.

También es notablemente útil para los problemas hormonales, en especial de la glándula tiroides, y en los trastornos hormonales de la mujer, como las menstruaciones abundantes, o la menopausia y su sintomatología. La curación chamánica complementa otros métodos curativos, como los tratamientos convencionales.

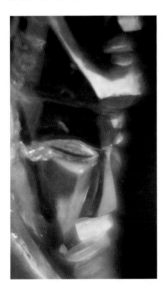

El chamanismo es con mucho la tradición curativa más antigua de la humanidad, ya que cuenta con una historia de más de 50.000 años. La visión chamánica del cosmos es animista; según ella, cualquier cosa del universo está viva y, por tanto, posee un espíritu, que en ocasiones puede salir de su forma física. Es este «espíritu libre» el instrumento clave en los estados de trance chamánico o «viaje».

Se considera que tanto los pensamientos como las emociones poseen un componente espiritual. Una de las causas de la enfermedad es el «espíritu de la enfermedad» que entra en nuestro «cuerpo espíritu» y afecta al cuerpo físico.

La curación chamánica moderna es una adaptación de las antiguas formas de curación tradicionales, el trabajo de los chamanes y de los hombres y mujeres médicos. La utilización de estados rituales y alterados de la consciencia es intrínseca a esta forma de curación. En las así llamadas culturas primitivas, por regla general, se respeta más el chamanismo que la medicina occidental convencional.

La curación chamánica tradicional emplea preparaciones de plantas medicinales de dos formas: para tratar al paciente y para inducir la alteración del estado de consciencia del chamán. Este último uso es desestimado actualmente por el chamanismo occidentalizado.

Según las teorías del chamanismo, la enfermedad puede producirse de muchas maneras; una de las más habituales es resultado de la «pérdida del alma». Esto se produce por un trauma que puede ser físico o emocional y que puede preceder en años a la enfermedad. El *shock* del trauma provoca que parte de nuestro cuerpo espiritual se pierda, y el «hueco» lo ocupe el espíritu de la enfermedad. En una curación chamánica, el chamán utiliza esta forma espiritual libre, además de reclutar la ayuda de un guía espiritual, la de «animales poderosos» o una «ayuda espiritual». Juntos persuaden al espíritu de la enfermedad para que se marche.

Durante el tratamiento, el chamán entra en trance, lo que le permite entrar en el mundo espiritual. Hoy en día, la civilización occidental consideraría esto como un tipo de visualización creativa, pero se dice que el mundo del chamán es más «real» que la simple imaginación. Respecto a sus posibilidades curativas, el tratamiento puede ayudar en un nivel físico y emocional o en los otros cuerpos sutiles.

ORACIÓN

Normalmente, la oración se entiende dentro de un contexto religioso, que es donde se originó. Es una manera ancestral de expresar la gratitud o de demandar ayuda de aquello que está más allá de la vida cotidiana. Tiene mucho en común con la afirmación (*véase* pág. 40), aunque su potencial de resultados es mayor, dado que la intención se dirige hacia la más sutil de nuestras conexiones con la consciencia universal, a la que con frecuencia nos referimos como «Dios». Con ello, se alinean los cuerpos emocional y mental con el cuerpo causal, y el efecto puede filtrarse a través del cuerpo etéreo hasta el cuerpo físico y crear, en ocasiones, cambios espectaculares, entre los cuales puede incluirse la curación.

Las palabras que se utilizan en la oración son importantes. En las antiguas tradiciones religiosas, como la hebrea y la sánscrita, no sólo las palabras en sí mismas, sino su sonido y la manera en que están escritas, son importantes para su poder. Se considera que las palabras y los sonidos provienen de una fuente divina. La Biblia hace referencia a este antiguo poder de la palabra, que disminuyó desde que los humanos tomaron las palabras para su propio uso. La mayoría de nuestras lenguas proceden de una fuente indoeuropea, entre las que el hebreo y el sánscrito son los ejemplos más antiguos; por esto, nuestras lenguas actuales siguen conteniendo sonidos divinos.

Las palabras de un orador pueden seguir la tradición. Por ejemplo, el Padre Nuestro cristiano es ampliamente conocido y repetido. Esta repetición, a través de pueblos y generaciones, aumenta su energía sutil. No obstante, sin la comprensión y el sentimiento, se pierde la mayor parte de la potencia de la oración.

La oración también puede utilizarse como protección. Con frecuencia, las personas religiosas repiten oraciones de invocación cuando están sometidos a situaciones penosas. Los textos o símbolos sagrados se emplean del mismo modo, para proteger el hogar (los judíos ortodoxos clavan rollos de textos sagrados en el dintel de su puerta). Asimismo, para la meditación es posible utilizar una oración corta, repetida continuamente; en sánscrito esto se conoce como «mantra». El uso del rosario, en el catolicismo, y de los molinillos de oración, en el budismo, constituyen otros ejemplos del uso de la oración. Para que sea efectiva debe utilizarse con concentración e intención y no repetirla con la mente ausente.

CLASE 12
Meditación

oración
meditación

Se trata de técnicas mentales que precisan de la práctica y cuyos efectos son acumulativos. Físicamente debe mantenerse una postura de «alerta» y tomar consciencia de la respiración. Los métodos de meditación en potencia poseen la capacidad de afectar a todos los cuerpos energéticos y, en último extremo, de establecer conexión con el cuerpo causal y los estados «divinos» del más allá.

Tipos de oración

La invocación es una firme súplica, por ejemplo, para recuperar la salud. Se ruega a cualquier energía más allá del Yo, en la que la persona crea, y es una conexión con el cuerpo causal y el más allá.

Una oración de gratitud alinea los cuerpos emocional, mental y causal. Se trata de una especie de entrega y puede abrir los cuerpos sutiles a las energías curativas más allá del Yo.

MEDITACIÓN

La meditación es una disciplina, no una terapia, con un potencial curativo en todos los niveles. Es una manera de utilizar el pensamiento para relajar el cuerpo y la mente, y puede despertar la consciencia de los diferentes estados de ésta. Practicada durante más de 4.000 años, se menciona en el Veda, y es una parte integral del yoga. También es importante en ciertas religiones, en especial en el budismo.

La meditación es un modo de controlar el proceso del pensamiento y la función corporal, lo que permite una nueva manera de percibir la consciencia. El proceso está diseñado para empujar la consciencia más allá del ego. La meditación puede trasladarnos más allá de las limitaciones corporales e interrumpir el «atareamiento» de nuestra mente, más allá del sentido de nosotros mismos, hacia un nivel donde nos sentimos felices, en unión con lo «divino», contentos, en paz y en orden con la vida. La teoría subyacente señala que más allá de nuestra cotidianidad existe una esfera más rica, donde nuestro sentimiento habitual de quién somos y cuáles son nuestros objetivos en la vida se ve eclipsado por una sensación mayor de la realidad. La meditación es una forma de abrir nuestro cuerpo causal hacia aquello que se encuentra más allá. Con el fin de experimentar esto, nuestros cuerpos sutiles y nuestro cuerpo físico deben entrar en un alineamiento más estrecho.

Existen dos estilos principales de meditación: «no-mente» y «semilla». En el caso de la «no-mente», los pensamientos, las imágenes y las emociones pasan sin reacción del ego. Con el tiempo, estas distracciones dejan de llegar y se experimenta un estado de vacío. Esto puede sentirse con una profunda alegría, amor y bienestar (un sentimiento de estar conectado con todo), el estado de «samadi» o iluminación. En el caso de la meditación «semilla», existe un punto de concentración para el ego, como la respiración, una vela, una palabra, una imagen o una frase, por lo general sagrada, como en el caso de un mantra. Los pensamientos y las sensaciones que llegan no reciben atención, pero aumenta la atención en el punto de concentración. Algunos consideran que la «semilla» es más efectiva, ya que la mente ego está diseñada para centrar la atención en algo, y no hacerle caso es artificial. Una vez que la mente ego tiene un punto de concentración, la mente interna es libre para expandirse, para llenar nuestra sensación de toma de consciencia. Ambas formas de meditación pueden producir una experiencia de iluminación.

Beneficios

La meditación ayuda a las personas a tratar el estrés, de manera que es útil en casos de ansiedad y enfermedad psicosomática. También es adecuada para la recuperación de adicciones, en la convalecencia de cardiopatías y como ayuda en el insomnio. Asimismo, las personas con una enfermedad en estado terminal o crónica pueden beneficiarse de esta técnica.

La meditación no debe utilizarse en personas con depresión, esquizofrenia o trastorno afectivo bipolar (TAB), a no ser que los síntomas estén bajo control y se disponga de un maestro de apoyo.

Posiciones de meditación

Las escuelas tradicionales, como el yoga y el budismo, consideran que la posición por sí misma influye en la meditación. Por ejemplo, en el hatha yoga, la posición de loto completo es la más idónea. Pero algunas escuelas occidentales consideran que el contacto con la tierra a través de los pies, sentado en una silla recta, realza al máximo sus efectos. La mayoría de las escuelas considera que la posición de estirado no es beneficiosa. Existen, además, meditaciones que se realizan caminando, en las que el caminar lento se utiliza como la semilla o punto de atención.

Hay posiciones de los ojos: cerrados, entornados o abiertos. Y pueden sugerirse diferentes posiciones de las manos. En el hatha yoga estos mudras se utilizan para afectar los estados de consciencia.

Cuando se comienza a meditar, debe empezarse con diez minutos, a horas determinadas (por ejemplo, por la mañana y a última hora de la tarde), en un lugar especial. Poco a poco, debe aumentarse el tiempo hasta llegar a unos treinta minutos.

La meditación aporta beneficios tanto inmediatos como a largo plazo. Los beneficios inmediatos incluyen la relajación, la serenidad, la paz, la alegría y el amor, junto con una sensación de fluir de energía por el cuerpo, conexión con todas las cosas y sensación de estar en contacto con lo «divino». Los beneficios a largo plazo incluyen el bienestar, el equilibrio emocional y la transformación de las emociones negativas en amor, toma de consciencia, mayor compasión y sensación más profunda de un propósito o dirección y una sensación de la imagen más grande.

Un desequilibrio habitual es la carrera mental. Esto puede contrarrestarse con una mayor concentración en la «semilla», o simplemente con dejar que el proceso siga su curso durante unos minutos. Se intentará no forzar el cese de los pensamientos o emociones; por el contrario, éstos se dejarán fluir con suavidad. Si se ha elegido una posición incorrecta, ésta debe cambiarse. A continuación, se intentará concentrar con más atención en la «semilla», o centrar la atención brevemente en el dolor; por lo general, habrá una transformación apreciable hacia un estado de mayor relajación.

En ocasiones, la persona puede sentirse alterada. Con seguridad, se debe a que ha abierto sus cuerpos sutiles. Por lo tanto, o bien está experimentando emociones o sensaciones antes suprimidas, o bien la apertura le expone a pensamientos o emociones que corresponden a toda la humanidad. Si se sigue concentrado en la «semilla», se contribuye a que desaparezca este estado de alteración y se debe ir más allá del mismo. Si no ocurre así, se debe salir de la meditación, comer o beber algo y realizar alguna actividad. Si se convierte en un problema recurrente, continúe la meditación sólo en grupo o con un maestro para que le presten apoyo hasta superar este estado.

Todos los meditadores pasan por períodos de pérdida de interés, falta de progreso o incluso regresión. Se trata de algo transitorio y se debe intentar seguir con la rutina diaria. Algunas personas utilizan la meditación para escapar de la realidad de la vida y ocupan demasiado tiempo en ella. Se trata de un problema grave: si ocurre, debe interrumpirse de inmediato la meditación y consultar con el maestro, el médico o el psicoterapeuta.

Meditación en torno a la respiración

Se trata de una forma ampliamente practicada de meditación con semilla.

• *Busque una posición cómoda y centre su atención en la respiración. Observe y sienta como el aire entra y sale de sus pulmones. No fuerce la respiración ni en la fase de inspiración ni en la de espiración y tampoco interfiera en los descansos entre una y otra.*

• *Concéntrese en la respiración y deje que los pensamientos pasen sin distraerse. Pasado un rato, puede sentir que no es usted el que respira, sino que es «respirado». Esto indica un diferente estado de consciencia.*

Las imágenes en la meditación

Las imágenes físicas pueden utilizarse como foco o semilla. El más conocido es el «yantra», un mandala diseñado para favorecer un estado especial de consciencia, por ejemplo abriendo el chakra del corazón. El budismo tibetano emplea imágenes sagradas de dioses y diosas; todas ellas provocan diferentes estados de consciencia. La utilización de iconos tiene una función similar. En las formas seculares de meditación pueden utilizarse bellas imágenes u objetos, en especial aquellos que provienen de la naturaleza.

CLASE 13
Objetos con poder

talismanes
cristaloterapia

Los talismanes y los cristales provocan un efecto similar a la meditación. Con frecuencia, se utilizan para favorecer los métodos curativos, ya que parece que estimulan tanto la capacidad del terapeuta como la del paciente para realizar cambios efectivos en los cuerpos energéticos.

**Objetos especiales
de los niños**

*Los niños otorgan, de forma
natural, un significado especial
a ciertos objetos, su peluche o
su manta favoritos. Esto es un
ejemplo de nuestra tendencia
innata a otorgar poder a
ciertos objetos.*

TALISMANES

Un talismán es un objeto que confiere protección contra las energías negativas; se trata de un «hechizo de suerte». Asimismo puede actuar como centro de atención para intensificar la meditación, la oración o la curación. Los iconos religiosos y los objetos sagrados presentan una función similar, de la misma forma que pueden serlo objetos extraídos de la naturaleza, como cristales, rocas, conchas o trozos de madera. Los objetos aparecidos en un momento de buena suerte, o recibidos de una persona muy respetada, también pueden estar imbuidos de cualidades protectoras y de soporte.

El campo de energía de un talismán proviene de su fuente. Los objetos poderosos de la naturaleza llevan en sí la energía curativa, básica e innata de la naturaleza, que el usuario puede captar cuando su propio campo energético está alterado. Los talismanes de origen religioso deberían estar elaborados por devotos de dicha creencia, o bendecidos por un sacerdote o persona equivalente. Con ello, se consigue alinear el talismán y su campo energético con la consciencia «divina» o universal. Además, al utilizar el talismán para la meditación o la oración se intensifica su campo energético. Captar este campo al sostener o centrarse en el objeto mejora la capacidad para la meditación o la oración. Por ejemplo, la utilización del *taled* de oración de los judíos o la esterilla de oraciones islámica muestra los beneficios de esta propiedad.

Un talismán provoca un efecto psicológico y, así, puede influir en los cuerpos emocional y mental, pero también parece afectar a la conexión con el cuerpo causal y a la consciencia universal o lo «divino». Una persona puede prescindir de su necesidad de un talismán. Esto ocurre en el momento en el que la consciencia de la persona y su conexión con sus cuerpos sutiles han cambiado, de modo que ya no existe la necesidad de un centro externo de atención.

Cualquier objeto destinado a servir de talismán necesita provenir de una fuente real que lo haya imbuido únicamente de las energías sutiles. Si no estamos seguros de su origen, debemos purificarlo como si se tratase de un cristal (*véase* pág. 112). Un talismán no debe usarse para varios propósitos, ya que esto disipará su energía. Asimismo, si el talismán fuera perteneciente a otra persona, o de nuestra infancia, no está cargado con energías de este tipo, y su efecto es psicológico. Sin embargo, siempre que no se utilice de manera obsesiva puede ser de gran ayuda.

CRISTALOTERAPIA

Los cristales han sido utilizados como herramientas curativas desde hace milenios, sobre todo por el chamanismo (una de las tradiciones curativas más antiguas). Desde la década de los sesenta, los cristales han recuperado su popularidad como medios curativos, en la meditación y en los rituales.

El orden interno simple, pero exacto, del cristal parece ser importante para su función curativa, porque hace de él una especie de holograma natural. También contiene energía, aunque en forma estable. Estas propiedades del cristal las emplea la tecnología, por ejemplo, en los relojes de cuarzo, en los que el mantenimiento de la hora exacta es el resultado de la energía que se libera cuando se aplica un estrés al cristal.

Una creencia a la que han dado forma muchos sanadores es que el cristal actúa como un «diapasón», contra el que resuena el campo energético humano. Si nuestros cuerpos energéticos están «desafinados» debido a la enfermedad, el cristal ayuda a restablecer la armonía; los alinea gracias a la vibración del cristal.

El foco limpio de energía que aporta el cristal favorece nuestra capacidad para el trabajo con las energías sutiles. El cristal parece tener un efecto muy potente sobre el cuerpo emocional, a partir del cual puede afectar a los cuerpos etéreo y físico y liberar el cuerpo mental para alinearlo con el cuerpo causal.

Para empezar, el terapeuta interrogará al paciente sobre sus problemas médicos, sobre su estado emocional y sobre aquello que le estresa; asimismo, le pedirá que exprese lo que espera conseguir. Finalmente, se pide al paciente que elija un cristal por el que sienta una intuitiva atracción. En general, nos sentimos especialmente atraídos por aquellos cristales de cuyo patrón energético podemos obtener un mayor beneficio.

La sesión da comienzo con un ejercicio que debe ayudar al paciente a relajarse. Seguidamente, se le pedirá que sujete los cristales y se colocarán éstos sobre su cuerpo, lo más probable sobre los *chakras*. Otros pueden colocarse también alrededor del cuerpo. Entonces, el terapeuta puede mover un cristal en torno al cuerpo del paciente, pero sin tocarlo, con el fin de realizar una curación directa con los cuerpos sutiles. El paciente puede sentir hormigueo, calor, frío, expansión o presión y también experimentará reacciones emocionales. Por encima de todo, la sesión consigue un efecto relajante, y se entra en una fase similar al estado de ensoñación o al sueño.

Purificación del cristal

Para proteger los cristales de las energías emocionales negativas deben lavarse regularmente, en especial cuando se utilizan con fines curativos o son expuestos a emociones intensas.

Sea cual sea el método utilizado, lleve a cabo el ritual con amor, ya que el intento de purificación es extraño para la vibración natural del cristal.

- *Lávelo bajo el chorro del agua caliente y permita que se seque al aire.*
- *Déjelo en el exterior, sobre la tierra, durante 24 horas.*
- *Utilice los métodos de purificación mental, como la visualización o la oración.*

Beneficios

La cristaloterapia es excelente para el estrés y los problemas emocionales. Así pues, es muy útil en las enfermedades con un componente psicosomático, como la cefalea, las migrañas, el síndrome del colon irritable, la indigestión y el asma. El método puede aplicarse no sólo al cuerpo humano sino también a nuestro entorno, en casa o en el puesto de trabajo. Las técnicas de la cristaloterapia se utilizan en el feng shui *(véase pág. 98) y en la reducción del estrés geopático (véase pág. 99).*

**Los cinco elementos
y sus cualidades**

ÉTER = *menudez*

AIRE = *luminosidad, movilidad
y aspereza*

FUEGO = *calidez, luminosidad
y agudeza*

AGUA = *frialdad, fluidez,
suavidad, calma*

TIERRA = *pesadez, solidez,
estabilidad*

Beneficios

*La medicina ayurvédica puede
utilizarse para el tratamiento
de cualquier enfermedad, pero
es ante todo efectiva en las
enfermedades crónicas y
psicosomáticas. Es muy útil
en las enfermedades que no
pueden tratarse por la
medicina convencional, por
ejemplo el síndrome del colon
irritable, el síndrome de la
fatiga crónica y la tensión
premenstrual.*

MEDICINA AYURVÉDICA

La medicina ayurvédica, desarrollada en la India desde
hace 5.000 años, es un sistema completo de curación, que
reúne todos los aspectos de la vida y los relaciona con la
salud y el bienestar. Basada en la tradición ancestral,
considera que todas las cosas del universo están constituidas
por diferentes combinaciones de los cinco «elementos»
(*véase* margen izquierdo). A partir de la observación del
mundo es posible detectar el equilibrio presente de los
cinco elementos.

En la medicina ayurvédica, la enfermedad es vista
como una alteración en el equilibrio de las energías del
organismo. Los niveles mental, emocional y físico de la
existencia se consideran indefectiblemente relacionados
e influenciados por la actividad de tres energías
aportadoras de vida, conocidas como los *doshas*: *vatta*
(v), *kapha* (k) y *pitta* (p) (*véase* pág. 114). Cada *dosha*
está formado por dos de los cinco elementos. Las
palabras para describir los conceptos de los elementos
y los *doshas* son un intento de describir la sensación que
las definiciones transmiten. Para entenderlas, debemos
explorar cómo las experimentamos y cómo cada una
de ellas se siente en relación con otra en nuestro cuerpo
y mente.

Cada persona nace con una constitución física innata.
La mayoría de las personas poseen un *dosha* dominante,
o, menos habitualmente, una mezcla de dos *doshas* de
igual dominancia. Nuestro *dosha* dominante determina
los hechos que nos hacen únicos, como el color del pelo,
la forma del cuerpo o el tipo de alimentos que tenemos
tendencia a preferir, y, de la misma manera, determina
el tipo de enfermedades que sufriremos con mayor
probabilidad. El equilibrio entre los *doshas*, de acuerdo
con nuestra mezcla constitutiva, es de máxima
importancia para el mantenimiento de la salud. Hay que
tener en cuenta, no obstante, que a lo largo de la vida esta
mezcla varía un poco, incluso en el estado de salud. Por
ejemplo, en la infancia predomina más *k*, en la edad
adulta predomina más *p* y en la vejez predomina más *v*.

Nuestro entorno también influye en la proporción
de los *doshas*. El clima, las estaciones y los colores de
nuestras ropas o de nuestro hogar son factores que pueden
provocar un efecto. En el estado de salud es posible
ajustar estas influencias en constante variación, pero
cuando se presenta una enfermedad, nuestras propias
proporciones están desequilibradas, y estas influencias
ambientales pueden empeorar notablemente la
situación.

Nuestro tipo de *dosha* dominante tiende a conducirnos a experiencias en el entorno que estimulan este *dosha* («lo similar atrae a lo similar»). De esta manera, nos podemos encontrar con un estilo de vida que sobreestimule nuestro *dosha* dominante, lo que nos conducirá a la enfermedad. Para corregir esta situación, necesitamos hacer cambios en nuestra vida, con el fin de apaciguar la hiperactividad del *dosha* e incorporar más proporción de los *doshas* que nos faltan. Con ello, restituimos el equilibrio constitucional y la salud y cambiamos las influencias ambientales para ayudar a nuestro equilibrio interno.

El ayurveda se concentra sobre todo en la dieta y considera que los alimentos, los métodos de cocción, la combinación de los alimentos y los horarios de las comidas son factores que afectan al equilibrio de los *doshas*. Cada grupo de alimentos presenta de forma innata un efecto estimulante o calmante para cada *dosha*, y tendemos a sentirnos atraídos por aquellos que estimulan nuestro *dosha* dominante. Una parte importante del tratamiento ayurvédico consiste en el asesoramiento sobre qué alimentos son los apropiados para calmar el *dosha* cuyo exceso ha provocado la enfermedad.

Cuando los cambios en la dieta no son suficientes, el médico ayurvédico utiliza también plantas medicinales para aumentar el efecto calmante sobre el *dosha*. Dado que en el ayurveda se reconoce la importancia del estado emocional, así como de nuestras creencias profundas y actitudes espirituales, puede recomendarse asimismo la meditación para reequilibrar los *doshas* en este punto.

La visita consiste en una entrevista, donde el terapeuta detectará cómo la enfermedad afecta a cada nivel de los cuerpos sutiles del paciente. Se considerará el *dosha* constitucional original del paciente, además de la rutina cotidiana, el trabajo, el tiempo libre, las digestiones, el sueño y, lo más importante, la dieta. También se realizará una exploración física. Después, el terapeuta diseñará un programa de modificaciones dietéticas y cambios en el estilo de vida, como cambios en la rutina, reducción al mínimo de los efectos estimulantes del *dosha*, el trabajo, actividades de ocio, color de las habitaciones y la ropa. Estos cambios deben ser incorporados por etapas, para trabajar de forma gradual a favor del restablecimiento del equilibrio constitucional de los *doshas*. Además, el terapeuta puede recomendar al paciente la utilización de aceites esenciales y masajes, así como asesorar sobre la meditación y la manera de liberar viejas emociones.

Ejemplos de las características de los *doshas*

Vatta

– *Físicamente delgados, hiperactivos, de agotamiento fácil, fríos, raramente sudan.*

– *Emocionalmente variables, tienden a tener miedos, ansiedad, inseguridad.*

– *Llenos de ideas, creativos pero no productivos.*

– *Creencias espirituales superficiales y variables. «Aéreos» en cualquier nivel de la existencia.*

Pitta

– *Constitución intermedia, maneja bien los niveles energéticos, cálido, suda con facilidad.*

– *Humor estable, pero tendencia a la ira, así como a ser crítico.*

– *Mentalmente ambicioso, competitivo, intelectual, bueno en llevar las cosas a cabo.*

– *Creencias espirituales profundas. «Ardiente» a todos los niveles de la existencia.*

Kapha

– *Obeso o de constitución gruesa, lento pero con buena resistencia, frío, con tendencia a sudar.*

– *Emocionalmente tiende a ser codicioso y posesivo, pero tranquilo y cariñoso.*

– *Un pensador lento pero buen organizador.*

– *Espiritualmente mantiene creencias profundas e inamovibles. «Acuoso» en todos los niveles de la existencia.*

NATUROPATÍA

Detalles de distintos tratamientos

• DIETA – *determinada individualmente, basada en alimentos biológicos, crudos e integrales, con limitación del aporte de proteína animal. Los alimentos se consumen combinados, lo que permite una máxima absorción de los nutrientes.*

• SUPLEMENTOS – *suplementos vitamínicos y minerales, plantas medicinales y sales tisulares.*

• EJERCICIOS – *incluido el caminar con regularidad, o la natación para aumentar la resistencia, y estiramientos para aumentar la flexibilidad.*

• CONTROL DEL ESTRÉS – *incluye ejercicios de relajación, visualizaciones y afirmaciones y maneras de enfocar la vida de un modo menos estresante.*

• MANIPULACIÓN – *puede realizarse si la columna no está correctamente alineada.*

• HIDROTERAPIA – *incluye baños de asiento, compresas frías y calientes, envolturas con paños de vapor y duchas a alta presión.*

La naturopatía incorpora un gran número de distintos métodos curativos, cuyo objetivo es restituir nuestro estado natural de buena salud y sensación de bienestar. Todos ellos están diseñados para aprovechar al máximo la fuerza vital disponible y enseñarnos cómo tomar el control de nuestra salud, mejorar nuestra comprensión del cuerpo y saber cómo podemos trabajar de forma constructiva junto a éste. La naturopatía se basa principalmente en la idea de unidad y no se centra en la enfermedad.

La forma actual de la naturopatía se desarrolló a partir del trabajo realizado en la década de los noventa del siglo XIX por el doctor americano Lindlhar y por el doctor Bircher-Benner en Europa. No obstante, sus raíces hay que buscarlas en la antigua Grecia, en las ideas de Hipócrates sobre la salud y el bienestar.

Los naturópatas creen que la enfermedad es la expresión de la falta de normalidad en el organismo y que todas las anormalidades se crean a partir de una interferencia en la función natural del organismo. Este tipo de anormalidades obstruyen el flujo de la fuerza vital y reducen la cantidad de energía disponible para la vida. La obstrucción puede producirse en cualquier nivel, o en varios niveles, de nuestros cuerpos sutiles y físicos, y los diferentes tratamientos de la naturopatía se enfrentarán a los problemas u obstrucciones en cualquiera de los distintos niveles.

En la visita al naturópata, éste interrogará al paciente sobre su salud, las medicaciones, la dieta y el estilo de vida. Realizará también un examen físico. En la segunda parte de la visita prescribirá los tratamientos. El punto central del tratamiento es la dieta, los suplementos o los remedios, así como un enfoque espiritual, que incluye la relajación y los cambios de actitud. Muchos naturópatas son, además, osteópatas, de manera que también se realiza el ajuste de la postura y se ofrece asesoramiento. Asimismo, las técnicas de hidroterapia, como los baños de asiento, son utilizadas con frecuencia.

La naturopatía es útil para aquellos trastornos en los que el sistema inmunológico parece no funcionar adecuadamente, como en el caso de las alergias, el síndrome de la fatiga crónica y la artritis reumatoide. También puede estar indicada, junto a los tratamientos de la medicina convencional, en los casos de cáncer, ya que puede ayudar al paciente de manera global y mitiga los efectos secundarios de la radioterapia y la quimioterapia.

FITOTERAPIA

Este sistema curativo, basado en la utilización de plantas medicinales, es un método curativo ancestral. Los tratamientos fitoterapéuticos afectan principalmente al cuerpo físico y, por esta vía, tienen efecto en los demás, sobre todo en el cuerpo emocional. Estos efectos en los niveles sutiles parecen ser poco a poco acumulativos. Todas las culturas chamánicas tradicionales han utilizado la fitoterapia como método curativo, así como para acceder a poderes físicos y experiencias espirituales.

No hay duda de que las plantas provocan un efecto de equilibrio fisiológico sobre el metabolismo. La medicina convencional, en sus orígenes desarrollada a partir de la fitoterapia, posee igualmente efectos estimulantes o supresores.

En la consulta, el fitoterapeuta intentará establecer una relación de empatía con el paciente, con el fin de conseguir un buen conocimiento de éste, su enfermedad, sus problemas médicos del pasado y su estilo de vida, incluida la respuesta al estrés y la dieta. También puede realizar un examen físico. Los fitoterapeutas tienen la suficiente formación como para asesorar al paciente sobre si es necesario que visite a un médico convencional.

Después, se le prescribirá un tratamiento que incluirá medidas dietéticas. Existe una coincidencia entre los alimentos y las hierbas, de modo que todos los alimentos afectan al metabolismo, por lo que pueden influir físicamente sobre la enfermedad. Las plantas medicinales pueden administrarse en forma de tinturas, extractos líquidos o como hierbas secas con las que se preparan infusiones o tisanas. La prescripción acostumbra a contener entre tres y seis plantas, y debe tomarse tres veces al día durante varias semanas. Asimismo, se pueden prescribir suplementos, como alimentos especiales, por ejemplo, germen de trigo, vitaminas y minerales.

La primera visita dura aproximadamente una hora; las visitas de seguimiento, dos o tres semanas después, duran por lo general media hora. Con el tiempo, estas visitas se realizan de forma más espaciada.

La fitoterapia es adecuada para un gran número de trastornos. Puede ser muy eficaz en situaciones agudas, como lesiones o infecciones, pero también es muy útil en los trastornos crónicos, en los que sus beneficios se acumulan poco a poco. Los trastornos menopáusicos, las alteraciones relacionadas con el estrés y los trastornos digestivos responden especialmente bien a los tratamientos con fitoterapia.

Los animales y las plantas medicinales

Probablemente, la fitoterapia es anterior al descubrimiento de ésta por parte de la humanidad, ya que existen animales, como la serpiente, el lobo o el chimpancé, que consumen hierbas cuando están enfermos. Este hecho indica que la elección de plantas por su capacidad curativa es innata en los animales.

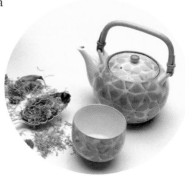

Distintas teorías

Los fitoterapeutas difieren en su enfoque. Algunos asumen el enfoque materialista y científico, según el cual los efectos de las plantas deben tratarse desde un punto de vista biológico. Otros consideran los efectos físicos estímulos para provocar cambios a otros niveles. Y hay quienes creen que las plantas tienen un campo energético sutil por sí mismas, relacionado con los campos sutiles del organismo. La visión tradicional de la fitoterapia, que relaciona las plantas con la astrología y la alquimia, considera que éstas tienen efectos más allá del nivel físico.

Sistemas de diagnóstico

El diagnóstico de la MTC es diferente del diagnóstico médico occidental, ya que las dos especialidades poseen una visión muy diferente de la causa de la enfermedad. Por ejemplo, la medicina occidental considera la psoriasis como una única enfermedad que debe tratarse con el mismo espectro farmacológico. Según la medicina china, la psoriasis se diferencia en tipos individualizados con causas diferentes que responden a distintas plantas medicinales. Asimismo, la medicina occidental etiqueta la enfermedad de acuerdo con sus síntomas, mientras que la medicina tradicional china la denomina de acuerdo con sus causas. Por ejemplo, un médico occidental puede considerar el asma y la psoriasis como enfermedades distintas que necesitan diferentes tratamientos; por su parte, según la medicina china, ciertos casos de asma y de psoriasis tienen la misma causa, por lo que precisarán el mismo tratamiento.

FITOTERAPIA CHINA

La fitoterapia china es uno de los aspectos clave de la medicina tradicional china (*véanse* págs. 42-46).

Según la medicina tradicional china, la enfermedad es una alteración del flujo de la energía vital, *chi*, a través del organismo. Aunque las plantas provocan un efecto físico sobre el cuerpo, al igual que los fármacos de la medicina convencional, la fitoterapia china tiene un concepto diferente sobre ello. Se considera que su efecto primario modifica y restituye el equilibrio del flujo del *chi*. Así pues, la conciben más bien como una herramienta terapéutica que se utiliza para restituir un equilibrio energético sano.

En la consulta, se pregunta al paciente sobre sus problemas de salud y su estilo de vida, en especial sobre la dieta. Se le pregunta cómo le afecta el clima o las estaciones del año. El terapeuta le examinará, teniendo en cuenta la lengua y el pulso. A partir de esta información puede realizarse un diagnóstico. Probablemente, le dará unas directrices dietéticas a seguir, ya que la dieta, junto con las plantas medicinales, ayuda a conseguir el máximo de eficacia.

Los tratamientos fitoterapéuticos chinos consisten en mezclas de plantas cuidadosamente elegidas. Pueden administrarse de la forma tradicional, como hierbas con las que preparar una tisana, aunque algunos terapeutas emplean cápsulas. Los medicamentos se acostumbran a tomar varias veces al día durante varias semanas, después de las cuales se revisa el tratamiento. La duración del tratamiento varía bastante. Generalmente, los trastornos de larga evolución tardan más en responder.

En China y en Occidente existe un interés especial en estudiar tanto los efectos físicos y bioquímicos de las preparaciones como sus efectos energéticos. Cada vez más, los testimonios indican que las preparaciones son útiles para el tratamiento de muchos trastornos. La fitoterapia china puede utilizarse en el tratamiento de un amplio espectro de enfermedades, pero parece especialmente eficaz para la psoriasis, el eccema, el asma, los problemas digestivos y los problemas menstruales. Asimismo, se ha demostrado su utilidad a la hora de paliar los efectos secundarios de la quimioterapia anticancerígena, un excelente ejemplo de una medicina complementaria en acción.

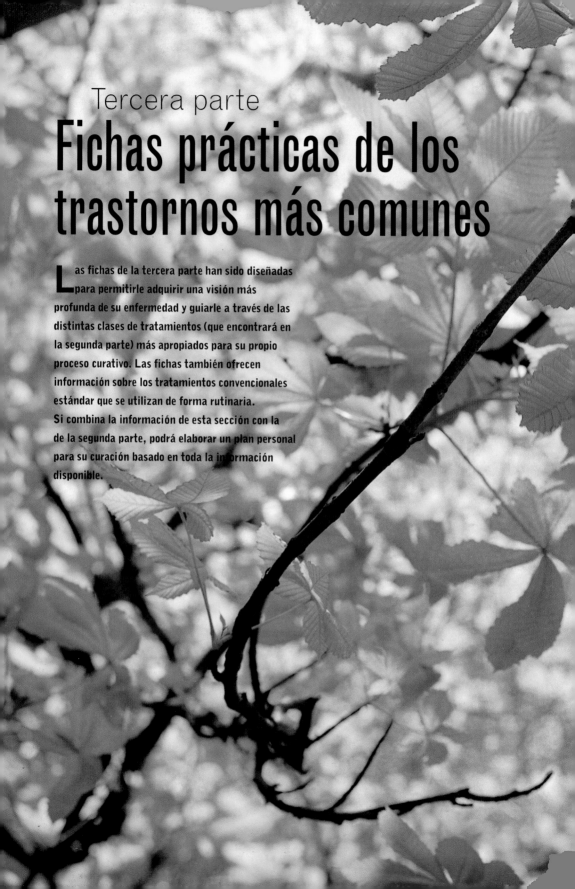

Tercera parte
Fichas prácticas de los trastornos más comunes

Las fichas de la tercera parte han sido diseñadas para permitirle adquirir una visión más profunda de su enfermedad y guiarle a través de las distintas clases de tratamientos (que encontrará en la segunda parte) más apropiados para su propio proceso curativo. Las fichas también ofrecen información sobre los tratamientos convencionales estándar que se utilizan de forma rutinaria.
Si combina la información de esta sección con la de la segunda parte, podrá elaborar un plan personal para su curación basado en toda la información disponible.

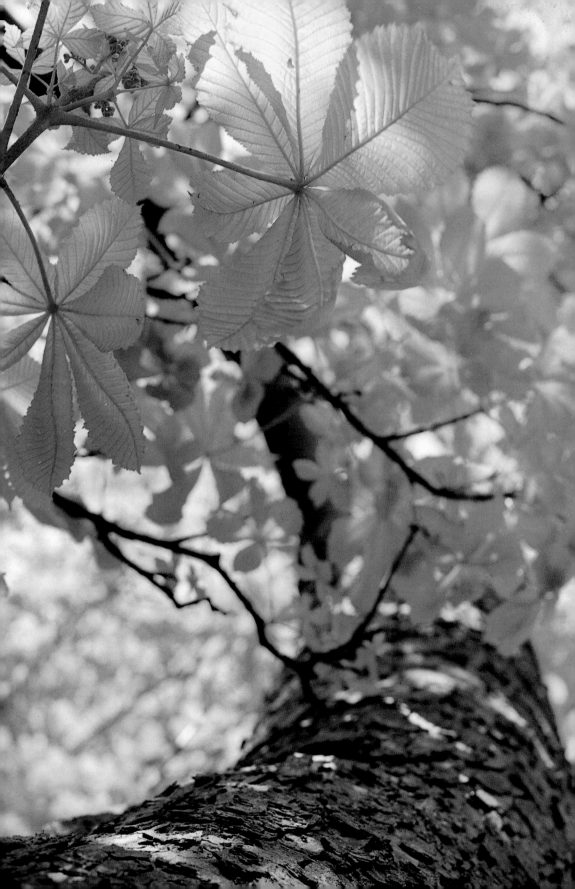

ASMA

 1

¿Su asma se desencadena por resfriados, polvo, polen, pelo de animal o plumas?

 SÍ

Existe un fallo en el funcionamiento de su sistema inmunitario, la parte más física del mecanismo innato de autocuración. Para corregirlo, necesitarán asistencia todos los cuerpos energéticos. *Consulte a un terapeuta que utilice varias técnicas, por ejemplo un naturópata, que podrá elaborar un programa terapéutico que afecte a todos los cuerpos energéticos. Las terapias individuales que se centran en el sistema inmunitario son aquellas que afectan al cuerpo etéreo. Considere las terapias de las clases 2, 3, 8 y 14.*

▶ **NO** ▶ **2**

¿El estrés empeora su asma?

 SÍ

El asma es la vía que su organismo posee para quejarse de que el estilo de vida que sigue le está abrumando emocional y mentalmente. *Considere los tratamientos que afectan a los cuerpos emocional y mental: clases 3, 4, 5, 6, 10, 11 y 12. Las terapias más generalizadas de las clases 2 y 8 también son útiles.*

▶ **NO** ▶ **3**

¿El inicio de su asma se remonta a sus primeros años de vida (2-5 años)?

 SÍ

Esto puede indicar una debilidad congénita, probablemente localizada en el cuerpo etéreo. *Para empezar pruebe las terapias de las clases 2, 3, 8 o 14.*

▶ **NO** ▶ ▶ ▶ ▶

TRATAMIENTOS CONVENCIONALES

El asma es una enfermedad potencialmente mortal, que la medicina convencional trata con fármacos broncodilatadores y corticoides. Estos tratamientos acostumbran a prescribirse en forma de inhaladores y, si se toman regularmente, suprimen de forma eficaz la sintomatología asmática. No obstante, no curan el asma y pueden causar efectos secundarios banales o serios.

Este tratamiento es de gran ayuda para los pacientes asmáticos. Mientras se somete a los tratamientos de medicina energética, debe continuar el tratamiento farmacológico prescrito para ayudar a su cuerpo físicamente, hasta que los cambios energéticos hayan activado sus propios sistemas curativos.
● No interrumpir la medicación sin consultarlo primero con su médico.

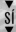

4

► ► ► ► ¿Apareció su asma tras una infección pulmonar?

▼

SÍ

▼

Se trata de un problema del sistema inmunitario, con probabilidad localizado en el cuerpo etéreo.
Intente con las terapias de las clases 2, 3, 8 o 14.

5

► NO ► ¿Tiene problemas posturales o de espalda?

▼

SÍ

▼

El asma crónico es causa de malas posturas, y éstas aumentan la resistencia al tratamiento, ya que el pecho no puede moverse con normalidad.
Para mejorar la postura intente con las terapias de las clases 1, 4 o 6.

► NO ▼
▼
▼
▼
▼
▼
▼
▼
▼
▼
▼
▼
▼

vaya a la pregunta 6 (inferior)

◄ ◄

▼

▼

6

¿Su asma apareció después de un gran estrés vital (en los 9 meses previos)?

▼

SÍ

▼

Las dificultades psicológicas para adaptarse al estilo de vida han provocado dificultades en su sistema inmunitario. Esto afecta a sus cuerpos mental y emocional, e influye en el cuerpo etéreo.
Intente con una terapia de las clases 2, 3, 8 o 14 para su cuerpo etéreo.
Considere las terapias de las clases 5 y 6 para el cuerpo emocional.
Si ha cambiado de domicilio, preste atención a las terapias de la clase 9, que afectan al cuerpo etéreo.
Su estrés puede deberse a la manera de percibir lo que pasa a su alrededor. Elija una terapia de la clase 11 que afecta al cuerpo mental. Para su equilibrio, considere las clases 4 o 12.

7

► NO ► ¿Tiene dificultad para expresar sus emociones?

▼

SÍ

▼

Con frecuencia, el bloqueo de las emociones crea problemas físicos. Puede no ser consciente de esta relación, pero esta falta de consciencia por lo general aumenta el vacío emocional del asma.
Si le gusta trabajar con su mente, intente con las técnicas de la clase 11.
Si las encuentra duras o ineficaces, considere las técnicas de la clase 4, 7 o 10.

► NO ► Su enfermedad puede ser una señal de que debe realizar cambios, tanto internos como externos, en la actitud y el estilo de vida. Es una indicación de que están intentando suceder cambios profundos en su consciencia. Debe hacer la mayor parte del trabajo desde dentro, ya que se trata de un problema vital que sólo usted puede resolver.
Es posible apuntarse a varias terapias. Las más útiles son aquellas que le ayudan a conectar con su cuerpo causal, para liberar patrones de energía en los otros cuerpos. Las terapias más adecuadas para ello son las de las clases 11 y 12, así como las clases 3, 4, 5 y 8. Cuando la enfermedad nos produce una alteración, puede existir una causa ambiental. Considere las técnicas de la clase 9.

CATARRO Y PROBLEMAS DE LOS SENOS PARANASALES

Estos problemas pueden ser o hacerse crónicos y son de difícil tratamiento, tanto para la medicina convencional como para las medicinas complementarias. Con frecuencia, es beneficioso un enfoque físico, por ejemplo dietético, pero ello exige más disciplina y tiempo de los que mucha gente está dispuesta a invertir por una sintomatología casi irrelevante.

 1 ¿Ha sufrido últimamente una infección aguda como un resfriado o una gripe? ► **NO** ►

 SÍ

El estado catarral puede perdurar largo tiempo después de la desaparición del virus, ya que las membranas mucosas son incapaces de reponerse. Probablemente se debe a causas físicas. *Véase* el recuadro (pág. 123) sobre los métodos físicos útiles para aliviar los síntomas catarrales.
Si no es posible detectar o eliminar las causas físicas, las técnicas de las clases 2, 3, 8 y 14 pueden ayudar a acelerar el proceso. Son capaces de acceder al cuerpo etéreo, donde se ha bloqueado la enfermedad, y eliminarla, de manera que se restituye el patrón normal de salud.

 2 ¿Empeoran sus síntomas en ambientes polvorientos, mohosos, húmedos o con aire acondicionado demasiado alto, o cuando entra en contacto con posibles alergenos, como pelo de animal, sustancias químicas, perfumes o humo? ► **NO** ►

 SÍ

Los alergenos desencadenan una reacción alérgica.
Intente con los métodos físicos (véase recuadro pág. 123). Sobre todo, beba agua en abundancia. Si estos efectos fallan o tienen resultados limitados, pueden ayudarle las técnicas de las clases 2, 3, 8 o 14, que suelen estabilizar el cuerpo etéreo.

 3 ¿Tiene dificultad para expresar sus emociones, en especial el llanto y la pena? ¿O ha sufrido un disgusto del que cree no poder recuperarse? ► **NO** ► ► ► ►

 SÍ

El catarro puede ser debido a la energía reprimida en el cuerpo emocional, que ha sido incorporada en un síntoma físico de llanto bloqueado. El llanto profuso semeja un estado catarral, pero una vez se sitúa por encima de la nariz, se limpia muy bien, ya que la energía del cuerpo emocional se libera y deja de afectar a los cuerpos etéreo y físico.
Éstas son las terapias que favorecen la liberación de energías en el cuerpo emocional: las técnicas psicoterapéuticas de la clase 11; el renacimiento y técnicas similares de la clase 7; las técnicas orientadas al cuerpo, como las activas de la clase 5, y las terapias pasivas de la clase 6.

TRATAMIENTOS CONVENCIONALES

El tratamiento convencional del catarro es escaso. Raramente se prescribe la utilización de descongestionantes nasales, ya que la utilización de nebulizadores nasales, a la larga, agrava la sintomatología, y los comprimidos tienden a ser ineficaces. Si la sintomatología se debe a una respuesta alérgica (rinitis alérgica), pueden ser útiles los nebulizadores nasales con corticoides o los comprimidos de antihistamínicos.

 ▶ ▶ ▶ **¿El catarro es posterior a un traumatismo craneal o facial?**

 SÍ

Éste puede haber alterado la fina estructura ósea de los senos paranasales.
Puede ser útil una manipulación de la clase 1 o una técnica de la clase 2. Éstas actúan en el cuerpo físico para estimular al cuerpo etéreo, donde se mantiene el patrón bloqueado.

▶**NO** ▶ **¿El problema aparece y desaparece?**

 SÍ

Puede que la combinación del estrés, junto a un leve grado de alergia, produzca la sintomatología de forma periódica.
Puede obtenerse una mejoría temporal mediante la realización de vahos. También es útil, como medida a más largo plazo, la aplicación de terapias de las clases 2, 3, 8 y 14.

▶**NO** ▶ *Si no es posible encontrar una causa específica para sus síntomas, lo más probable es que exista más de una causa. Parte del problema puede deberse a una irritación física, parte a un intento del organismo de eliminar las toxinas, parte debido a alteraciones físicas y parte obedecer a una naturaleza psicosomática. Considere las mejoras dietéticas y purifique el aire ambiental que respira (véase recuadro, inferior izquierda). Pueden utilizarse las terapias de las clases 2, 3, 8 y 14 para contribuir a solucionar el problema.*
Entre ellas se incluyen terapias que estimulan el drenaje de toxinas y actuan en el nivel físico; aquellas que contribuyen a la normalización de la respuesta del organismo frente al entorno a nivel etéreo, y también aquellas que trabajan a un nivel emocional para liberar las emociones bloqueadas.

Métodos físicos para eliminar el catarro

La eliminación en la dieta de alimentos que favorecen la formación de moco, como los productos lácteos, el azúcar, el trigo (en especial la harina refinada), el chocolate y, en algunas personas, la naranja y los cítricos, puede ser de ayuda. Véase también la ficha *Intolerancias alimentarias* (pág. 180).
Aumente el consumo de fruta y verduras; el objetivo es un consumo de 5 raciones diarias.
Un ayuno a base de agua y zumos de 48 horas de duración es muy efectivo. Con ello contribuimos a la eliminación de toxinas.
Las vitaminas C y del complejo B, administradas a grandes dosis, también pueden contribuir a solucionar el problema, y si existe infección, es recomendable la prescripción de equinácea. Los lavados nasales con suero salino y los vahos con aceites esenciales, como el de eucalipto o de cedro, son asimismo útiles, aunque sólo sea temporalmente.
La reducción del polvo doméstico (pase el aspirador, elimine adornos y mobiliario y utilice tapicerías antipolvo) puede contribuir a disminuir las alergias. Los ionizadores del aire también ayudan. Además, es útil la normalización de la temperatura y humedad del aire. La reducción o cambio de la medicación (con el consentimiento de su médico) puede mejorar el catarro, cuando éste parece estar relacionado con el inicio de un tratamiento farmacológico.

● El catarro es una respuesta muy básica al exceso de toxinas en el sistema. Con frecuencia, solucionarlo lleva más tiempo del que cabría esperar, de manera que puede ser necesario mantener los cambios dietéticos o ambientales durante meses, antes de que se note algún efecto positivo.

ECCEMA/1

1

a) ¿Su erupción apareció ▶ **NO** ▶ ▶ ▶ ▶ ▶ ▶ ▶ ▶ ▶ ▶ ▶ ▶ ▶ ▶
a una edad temprana
(0-7 años)?
▼
SÍ
▼

b) ¿Existen en su familia ▶ **NO** ▶ *Ir a la pregunta 3.*
casos de asma, eccema
o rinitis alérgica?
▼
SÍ
▼

A menudo, las enfermedades
atópicas son hereditarias, lo que
implica que tiene una tendencia
innata a sufrir una debilidad en
esta zona.
Los tratamientos más
adecuados son los
métodos de la clase 2,
en especial la acupuntura
combinada con la
fitoterapia china, así
como las técnicas de las
clases 8 y 14. Todas ellas
pueden afectar al cuerpo
etéreo, donde la mayor
parte de las enfermedades
congénitas tienen su
principal efecto.

2

a) ¿Ha aparecido   ▶ **NO** ▶ ▶ ▶ ▶
recientemente?
▼
SÍ
▼

b) ¿Afecta sólo a zonas   ▶ **NO** ▶ ▶ ▶ ▶
específicas, como las
manos, los ojos, los
párpados o el ombligo?
▼
SÍ
▼

Puede tratarse de una dermatitis
de contacto más que de un
eccema clásico. Examine sus
ropas y bisutería/joyería en
busca de algún metal contra
el que haya desarrollado una
alergia. Examine también los
cosméticos, jabón en polvo
(sobre todo los biológicos) y
productos para el pelo, los cuales
pueden producir una reacción
alérgica si los ha utilizado
durante un cierto tiempo o ha
vuelto a utilizarlos después de
una temporada sin hacerlo.
La mejor solución es
evitar el contacto con el
producto desencadenante.
La erupción puede tardar
un tiempo en desaparecer.

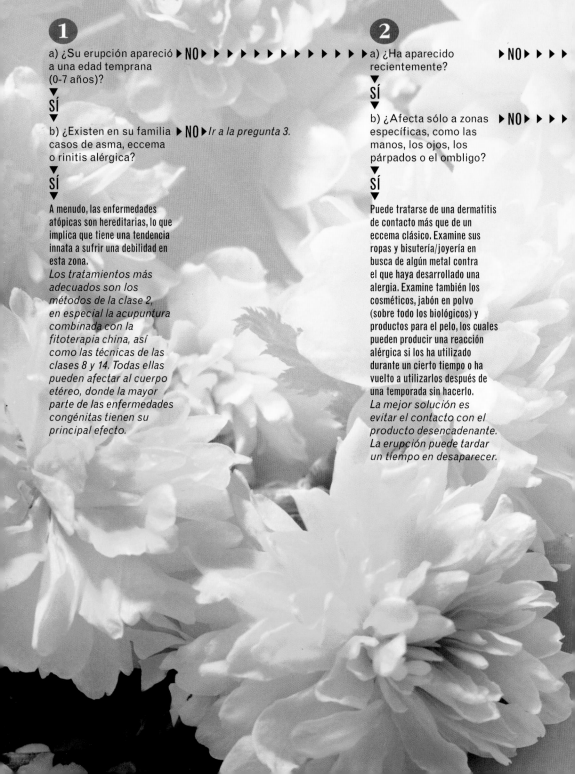

▶▶▶▶▶▶▶▶▶▶▶▶▶▶▶▶▶▶

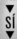

¿Considera que se pone ansioso o nervioso con facilidad? ▶**NO**▶

¿Encuentra dificultad en expresar sus verdaderos sentimientos? ▶**NO**▶

vaya a la página siguiente

▼
SÍ
▼

▼
SÍ
▼

▶▶▶▶Si cree que puede haber otros factores que contribuyan a la aparición del eccema, retome la ficha en la pregunta 3.

La piel reacciona con intensidad al estrés, y éste puede ser un potente desencadenante del eccema. Se trata de una reacción subconsciente, que afecta ante todo al cuerpo emocional. *Los métodos que ayudan a eliminar las tensiones emocionales pueden servir de ayuda en el tratamiento de los problemas cutáneos. Las técnicas de psicoterapia (clase 11) son útiles, en especial aquellas que ayudan a relajarse, como la hipnosis y el entrenamiento autogénico. Asimismo, la meditación (clase 12) resulta una herramienta útil, al igual que los métodos de la clase 4, como el yoga o el* tai chi.

Véase ★ *página siguiente.*

TRATAMIENTOS CONVENCIONALES

La baza principal del tratamiento convencional del eccema es la eficaz aplicación de cremas hidratantes. Éstas no curan la enfermedad, pero disminuyen la tendencia de la piel a la irritación. Cuando esto no es suficiente se utilizan cremas o ungüentos con corticoesteroides. Éstos pueden ser espectacularmente eficaces, pero su uso prolongado puede lesionar y debilitar la piel e incluso hacerla más sensible a la irritación.
Ocasionalmente, deben utilizarse corticoides u otros fármacos que suprimen la hiperreactividad del sistema inmunológico, que parece subyacer en el caso del eccema. Los médicos reconocen que el eccema se agrava con los irritantes externos como el pelo de animal o los ácaros del polvo. Algunos hacen más hincapié en esto que otros. En la práctica, para determinados individuos estas sustancias son poderosos desencadenantes, mientras que a otras personas apenas parecen afectarles.

ECCEMA/2

 5

¿Se irrita o se siente avergonzado con facilidad?

▼
SÍ
▼

★ Con toda probabilidad, durante sus primeros años de vida desarrolló el temor a expresar sus verdaderos sentimientos. Puede que recuerde incidentes que le hagan sentir de esta manera. Este miedo altera el cuerpo emocional y crea falsos valores en el cuerpo mental. *Las terapias capaces de liberar la energía emocional y que permiten el cambio de valores pueden ser útiles. Las terapias del movimiento de la clase 5 y las psicoterapias de la clase 11 ayudan a liberar la expresión emocional. Los efectos pueden filtrarse en el cuerpo físico y contribuir a la desaparición del eccema.*

▶ **NO** ▶

 6

¿Ha cambiado de casa en los últimos 6 meses?

▼
SÍ
▼

Puede que sea alérgico a algún elemento de la casa, en especial al pelo de animal, el moho o los ácaros domésticos. Lave o reemplace muebles viejos y elimine la humedad.
Si los factores físicos no constituyen un problema, tal vez esté sufriendo los efectos del estrés ambiental. Si otras personas de su entorno notan una mayor tendencia a enfermar o a tener alteraciones psicológicas, el estrés ambiental es la causa más probable. *Véanse los métodos de la clase 9, que controlarán estos efectos sobre los cuerpos sutiles.*

▶ **NO** ▶

Posiblemente, su erupción está indicando que necesita examinar con mayor profundidad su vida y a sí mismo. Es probable que sus dificultades residan en su sistema de valores, muy afectado por sus emociones. Todo ello influye en sus cuerpos mental y emocional.
Considere una técnica psicológica (clase 11). Las clases 4, 5, 6, 8 y 14 complementan este enfoque y pueden utilizarse de manera independiente. Los métodos de las clases 3 y 12 son adecuados para ponerle en contacto directo con su cuerpo causal, lo que en sí mismo es útil para muchas enfermedades.

Alergia alimentaria y eccema

Muchas personas son conscientes de que el eccema es una reacción alérgica. Este hecho ha provocado el aumento del interés por los alérgenos alimentarios en relación con el eccema. En general, las medicinas complementarias respaldan la idea de que la dieta constituye un factor importante en el desarrollo del eccema, pero los médicos convencionales desmienten que esto sea cierto en la mayor parte de los casos. Si sospecha que su eccema puede tener un factor de alergia alimentaria, *véase* la ficha *Intolerancias alimentarias* (pág. 180).

INFECCIONES VÍRICAS RECURRENTES/1

a) ¿El enfermo es un niño **NO** ►
de menos de 12 años?

vaya a la página siguiente

▼
SÍ
▼

Consulte con su médico para
asegurarse de que no existe una
enfermedad subyacente que
provoque una tendencia a las
infecciones. Es una posibilidad
poco frecuente, pero debe ser
descartada. (Una vez descartada
continúe con la ficha.)

▼
SÍ
▼

b) ¿Parece que el niño se **NO** ► c) ¿El niño o alguno de **NO** ► Algunos niños simplemente
recupera lentamente y/o   sus hermanos ha   son más propensos a las
habitualmente desarrolla   empezado o ha cambiado   enfermedades víricas. Pruebe
complicaciones como   hace poco de colegio?   las medidas de apoyo que se
dolor de oído?   indican en el recuadro de la
                                  ▼   pág. 128. Si no funcionan, puede
▼   ## SÍ   que el problema del niño no sean
SÍ   ▼   las infecciones víricas sino una
▼   intolerancia alimentaria, que o
                                  Esta situación expone al niño   bien puede simular una infección
Esto indica que el sistema   a todo un nuevo espectro de   o hacer al niño más propenso a
inmunitario falla. Es probable   virus con los que no ha estado   las infecciones.
que el problema se localice en   en contacto hasta ahora. El   *Para descubrir si ése es el*
el nivel etéreo, donde primero   contagio y la resolución de   *problema, véase la ficha*
se registra el impacto de las   las infecciones forma parte   Intolerancias
infecciones.   del modo en que se desarrolla   alimentarias *(pág. 180).*
Los métodos de las clases   el sistema inmunitario.
8 y 14 pueden reforzar el   *Pruebe las medidas de*
sistema inmunitario. Las   *apoyo que se indican en*
terapias de la clase 2   *el recuadro de la pág. 128.*
también son útiles pero   *Éstas ayudan al cuerpo*
son menos adecuadas   *físico a desarrollar el*
para los niños.   *sistema inmunitario.*

TRATAMIENTOS CONVENCIONALES

Investigaciones recientes han
demostrado que la mayoría de las
infecciones recurrentes las causan
virus para los que no existe
tratamiento farmacológico. La
utilización de antibióticos en el
tratamiento de enfermedades víricas
no resulta útil (los antibióticos atacan
a las bacterias y son ineficaces
contra los virus). El uso inadecuado
de los antibióticos aumenta las
resistencias bacterianas, que pueden
dificultar el tratamiento de
enfermedades bacterianas graves,
sobre todo en aquellas personas con
escasas defensas naturales. Además,
los antibióticos alteran la flora
beneficiosa, lo que aumenta la
posibilidad de una intolerancia
alimentaria (*véase* pág. 180). El
tratamiento de infecciones víricas
consiste simplemente en aliviar los
dolores y la fiebre con aspirina o
paracetamol y en beber abundantes
líquidos.

INFECCIONES VÍRICAS RECURRENTES/2

 2

¿Comporta su trabajo elevados niveles de estrés (por ejemplo, plazos, horas extraordinarias, trabajar el fin de semana, horarios nocturnos, viajar y pernoctar fuera de casa o un alto nivel de socialización, como comidas copiosas y consumo de alcohol)?

▼ **SÍ** ▼

La mente puede hacer frente e incluso disfrutar del estrés. Pero si se desatienden constantemente las necesidades físicas y emocionales, la salud puede resentirse. El estrés disminuye la eficacia del sistema inmunitario, por tanto, es posible que necesite replantearse su estilo de vida.
Entre las terapias que le ayudan a relajarse y a aprovechar mejor el tiempo libre se encuentran la aromaterapia y el masaje (ambas de la clase 1) y el shiatsu y la reflexología (de la clase 2). Las técnicas de las clases 3, 4, 5, 6, 7, 11 y 12 son útiles de diversas formas. Todas ellas pueden afectar a los cuerpos sutiles, pero el efecto sobre el cuerpo emocional es especialmente útil. Elija una terapia que le resulte agradable y educativa.

▶ **NO** ▶ **3**

¿Trabaja en uno de los siguientes ambientes: una escuela, un centro médico, un centro institucional, una oficina con mucha gente y aire acondicionado?

▼ **SÍ** ▼

Todos estos ambientes están expuestos a un nivel de virus más elevado del normal. Asegúrese de reforzar su cuerpo físicamente (*véanse* las medidas de apoyo en el recuadro inferior). Además, continúe la ficha; puede sufrir otros factores que contribuyan a su baja resistencia a las infecciones.

▶ **NO** ▶ **4**

¿Su propensión a las infecciones apareció después de la muerte de algún ser querido o cualquier otra situación traumática desde el punto de vista emocional?

▼ **SÍ** ▼

Este tipo de traumas emocionales debilitan la eficacia del sistema inmunitario. El cuerpo emocional se halla alterado por el shock.
Son útiles las terapias que trabajan con el cuerpo emocional. Asimismo, las terapias de la clase 3 nos conectan con nuestro cuerpo causal, lo cual es ante todo útil cuando hemos experimentado una pérdida. Las terapias de las clases 7 y 12 también son beneficiosas en este sentido. Asimismo, las terapias psicológicas (clase 11) ayudarán a estimular el procesamiento de las emociones, necesario para restablecer el equilibrio del cuerpo emocional.

▶ **NO** ▶ ▶ ▶ ▶

Medidas de apoyo

Se cree que ciertas vitaminas, minerales y plantas ayudan a prevenir o a tratar este tipo de infecciones. Las investigaciones se han interesado en estos tratamientos menos convencionales, pero hasta el momento no se ha obtenido evidencia alguna que pruebe su eficacia. La vitamina C a altas dosis, repartidas durante el día, goza de buena reputación, y las dosis más reducidas pueden ayudar a la prevención.

Asimismo, los comprimidos de zinc vienen bien como tratamiento, pero deben tomarse con frecuencia. Para el decaimiento posterior a la infección pueden ser buenas altas dosis de vitaminas del complejo B durante un mes. El reposo, el aporte de abundante líquido y la eliminación de los productos lácteos y los dulces contribuirán a la recuperación de la infección vírica. Estos tratamientos actúan a nivel físico.

▶ ▶ ▶¿Su dieta es escasa en alimentos preferentemente no elaborados y con un mínimo de 5 raciones de fruta o verdura al día?

▼
SÍ
▼

Una dieta rica en azúcares, grasas y proteínas, y pobre en frutas y verduras, estresa el organismo físico y aumenta su tendencia a las infecciones. *Intente ajustar su dieta y seguir los consejos del recuadro* Medidas *de apoyo de la pág. 128.*

▶**NO**▶¿Su vida social es poco activa y aburrida?

▼
SÍ
▼

Este hecho le hace más vulnerable a las infecciones, tal vez porque su cuerpo emocional se siente insatisfecho. Intente mejorar su vida social. *Las terapias que pueden ser útiles son las de las clases 4, 5 y 7, que mejoran el flujo energético en su cuerpo emocional, y a su vez aumentan sus resistencias. También favorecen el contacto social.*

▶**NO**▶¿Ha empezado a sufrir infecciones más frecuentes después de cambiarse de casa?

▼
SÍ
▼

Si se descartan los factores físicos (por ejemplo, el aire acondicionado, el exceso o falta de calefacción y la humedad) como causa de su tendencia a las infecciones, puede que ésta se deba al efecto de energías adversas de su hogar. *Véanse las terapias de la clase 9, como el tratamiento del estrés geopático.*

▶**NO**▼

▼ *vaya a la pregunta 8 (inferior)*
▼
▼
▼
▼
▼
▼
▼
▼
▼
▼
▼
▼

◀◀◀

▼

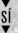¿Sufre constantemente enfermedades víricas de menor grado, que nunca se convierten en un «resfriado» o que se mantienen durante un período prolongado?

▼
SÍ
▼

Puede padecer una intolerancia alimentaria. Véase la ficha *Intolerancias alimentarias* de la pág. 180.

▶**NO**▶ *Si sigue sin encontrar una causa y no hay una causa médica, quizás existe un intento de cambio interno de la consciencia; es posible que haya la necesidad de contactar con su cuerpo causal. Es posible que sea necesario un cambio en su sistema de valores, relacionado con su cuerpo mental o con las respuestas emocionales que afectan a su cuerpo emocional. Los cambios pueden filtrarse al nivel físico y, de esta manera, reforzar el sistema inmunitario. Las terapias más apropiadas son las de las clases 3, 7, 11 y 12. Otras, con un efecto más generalizado sobre el cuerpo etéreo, son las de las clases 2, 8 y 14.*

ANSIEDAD/1

La ansiedad es un estado psicológico y físico que se manifiesta como preocupación, despiste, inseguridad, falta de confianza, insomnio, imposibilidad de relajarse, irritabilidad o temores irreprimibles. Físicamente también puede producir falta de lucidez, cefalea, trastornos del apetito, alteraciones digestivas e intestinales, dolor en el pecho, respiración corta y palpitaciones. Los síntomas físicos de la ansiedad pueden ser los mismos que los causados por otras enfermedades, por tanto, visite a su médico antes de consultar esta ficha.

1

¿Tiene entre 9 y 18 años? ▶ **NO** ▶

SÍ

En este período de la adolescencia puede aparecer ansiedad debido al propio proceso de crecimiento, hormonal y de cambios sociales. Es un período de transición, que se manifiesta tanto en sus cuerpos mental, emocional y etéreo como en su cuerpo físico. *Son beneficiosas las terapias que afectan a todos los cuerpos sutiles. Considere las terapias de las clases 3, 7 y 8. Asimismo, tenga en cuenta la posibilidad de someterse a una terapia de las clases 4 y 12, durante un período largo de tiempo. Si sus problemas son básicamente psicológicos, piense en una terapia de la clase 11.*

2

¿Es usted una mujer y sufre períodos de ansiedad que coinciden en el tiempo con su ciclo menstrual? ▶ **NO** ▶

SÍ

Es probable que su ansiedad sea un síntoma del síndrome premenstrual (SPM).
Véase *la ficha Síndrome premenstrual (pág. 159).*

3

¿Hace poco que se ha quedado embarazada o ha dado a luz? ▶ **NO** ▶ ▶ ▶ ▶

SÍ

Durante el embarazo, los cambios hormonales afectan el cuerpo etéreo. Puede que no se haya adaptado bien a estos cambios.
*Considere una terapia de las clases 2, 8 o 14 para contribuir a su adaptación.
Puede que también se sienta asustada por su nuevo papel en la vida. Esto afecta a sus cuerpos mental y emocional. Si piensa que este punto constituye un aspecto importante, considere también las terapias de las clases 3 u 11, que ayudarán a los cuerpos mental y emocional.*

TRATAMIENTOS CONVENCIONALES

La ansiedad se trata con los mismos fármacos que los utilizados para la depresión, ya que con frecuencia en la depresión subyace la ansiedad. Hoy en día se evita la utilización de fármacos contra la ansiedad, como las benzodiacepinas (por ejemplo, Valium), excepto en el caso de estrés puntual, como es el caso del miedo a volar. Esto se debe a que se ha demostrado que estos fármacos son adictivos. Si la ansiedad produce principalmente síntomas físicos, los betabloqueantes (utilizados a dosis más bajas en la hipertensión arterial y en la cardiopatía isquémica) pueden ser útiles. Aun cuando se realice un tratamiento convencional, la psicoterapia de cualquier tipo es a menudo beneficiosa.

4

▶ ▶ ▶ ¿Es usted una mujer en edad perimenopáusica (más de 38 años) y presenta algunos síntomas menopáusicos como sofocaciones, cambios en su ciclo menstrual, dolores, pérdida de memoria o trastornos del sueño?

SÍ

Los cambios de la menopausia se manifiestan en sus cuerpos físico y etéreo.
Es probable que su ansiedad forme parte de su proceso menopáusico. Revise la ficha Menopausia *(véase pág. 167).*

▶ NO ▶

5

¿Está viviendo una nueva experiencia emocionante y divertida, como un nuevo bebé o una nueva relación?

SÍ

La situación es demasiado para su cuerpo emocional, tal vez debido a algunas de sus actitudes mentales. Lo que debería sentir como simple emoción le sobrepasa. *Considere las terapias que ayudan a los cuerpos emocional y mental, como las de las clases 3, 7, 8 y 11.*

▶ NO ▶

6

¿Le domina la ansiedad ante una situación preocupante como un examen, un vuelo o una entrevista?

SÍ

Esta situación es demasiado para su cuerpo emocional, quizá por sus valores mentales. *Como medida de emergencia piense en las terapias de las clases 2, 8 u 11. También pueden ser buenas otras terapias que afectan a los cuerpos emocional y mental, como las de la clase 3. Si sufre siempre un estado subyacente de ansiedad, considere la práctica regular de las técnicas de la clase 4 o 12. Asimismo, las técnicas de la clase 13 le ayudarán a mantener un centro equilibrado.*

▶ NO ▶

vaya a la página siguiente

ANSIEDAD/2

 7

¿Se siente inseguro por la pérdida de salud, del trabajo o los ingresos, de una persona amada o de su papel dentro de la familia o la comunidad? **NO ▶**

▼

 SÍ

▼

Es posible que haya desencadenado la ansiedad ante la evidencia de que nada puede considerarse como permanente, lo que ha supuesto la destrucción de un sistema de valores en el cuerpo mental. Su cuerpo emocional responde a esta situación con temor y pena. Este estado representa un punto importante a partir del cual evolucionar.
Véase *el recuadro inferior de consejos generales.*

8

¿Se preocupa por cosas improbables pero terribles que pueden ocurrir, como desarrollar un cáncer o que atropellen a su hijo? **NO ▶**

▼

SÍ

▼

Este tipo de patrón de pensamientos procede de la falta de contacto con su cuerpo causal. Ha permitido que su sistema de valores se base en cosas externas, lo que conlleva la distorsión de la percepción. Por ejemplo, el ver constantemente las noticias y películas de catástrofes le ha hecho creer que ésa es la realidad normal. Su sistema de valores tiene que desvincularse y reconectarse con su yo causal para ofrecerle apoyo o guía.
Véase *el recuadro inferior de consejos generales.*

9

¿Son raros los momentos que dedica a sí mismo? **NO ▶ ▶ ▶ ▶**

▼

SÍ

▼

Esto puede ser la causa o el efecto de la ansiedad. La falta de espacio y de tiempo para la relajación y la reflexión evita que contacte con su cuerpo causal, lo que produce ansiedad. O tal vez usted mismo se resista a abrir este contacto por miedo a lo que pueda revelar; ha llenado su vida con tantas cosas que ha impedido el contacto. En ambos casos la ansiedad se aliviará si se favorece el contacto.
Véase *el recuadro inferior de consejos generales.*
Es muy importante para usted encontrar tiempo a fin de practicar con regularidad una técnica de las clases 4 o 12, que le ayudará a crear un contacto con el cuerpo causal.

Consejos generales

Las terapias que le ayudan a ajustar su sistema de valores (y afectan el cuerpo mental) y a reconectarle con su cuerpo causal pueden ser útiles. Tenga en cuenta las terapias de las clases 8 y 11 para ayudar al cuerpo mental, y las de las clases 3, 7 y 12 para ayudar a la conexión con el cuerpo causal. No obstante, todas las terapias presentan la posibilidad de ayudarle a reconectarse con este nivel.

10

▶ ▶ ▶ ¿Es usted incapaz de expresarse psíquica y emocionalmente como desearía?

▼
SÍ
▼

Esta dificultad de expresión afecta a su cuerpo emocional y genera una tensión que usted experimenta en forma de ansiedad. Es muy probable que el problema se origine en su cuerpo mental, en forma de valores que usted no puede, o no desea, expresarse libremente a sí mismo.
Considere las terapias de las clases 5, 6, 7, 8 y 11, que le ayudarán a abrir sus vías de expresión.

11

▶ **NO** ▶ ¿Sufre un gran número de síntomas físicos banales, como cefaleas, sensación de irrealidad, falta de memoria o de concentración, así como ansiedad?

▼
SÍ
▼

Tal vez genera ansiedad por su manera de respirar; puede estar hiperventilando (respira demasiado superficialmente, de manera que los niveles de dióxido de carbono en su sangre son demasiado bajos). Esto altera el metabolismo a nivel cerebral y causa síntomas vagos y ansiedad. El aprender a respirar con el diafragma puede mejorar mucho la sintomatología.
Considere también una terapia de las clases 4, 7 u 11, que pueden ayudarle a relajarse y respirar adecuadamente.

12

▶ **NO** ▶ ¿Tiene una fuente constante e inevitable de tensión en su vida, como una enfermedad crónica, problemas económicos o una relación complicada?

▼
SÍ
▼

Existen dos modos de controlar este tipo de ansiedad. La primera consiste en evaluar si se puede cambiar algo en su vida. La otra consiste en volverse más insensible al problema. Una vez se consigue desconectar puede aparecer una solución adecuada al problema.
Esto puede conseguirse con la alteración de sus valores; una terapia de la clase 11 puede ser beneficiosa. Pero la principal manera será restablecer el contacto con su cuerpo causal. Éste ve más allá de los problemas materiales y emocionales y está en contacto con la paz y la felicidad. Las terapias de las clases 3, 8 y 12 resultan útiles.

▶ **NO** ▼ *vaya a la pregunta 13 (inferior)*

◀ ◀

▼

13

¿Sufre una corriente constante de ansiedad subyacente?

▼
SÍ
▼

Probablemente se deba al estado de desconexión con su cuerpo causal. Debe ser consciente de quién es usted y de cuál es su objetivo en la vida.
Véase el recuadro de consejos generales (pág. 132).

▶ **NO** ▶ *Si no es capaz de encontrar a partir de esta ficha una causa para su ansiedad, visite a su médico, ya que puede sufrir un trastorno físico, como el hipertiroidismo, que genera los síntomas de su ansiedad.*

HIPERTENSIÓN

¿Sufre otros problemas de salud que afectan al sistema cardiovascular, como angina de pecho, accidente vascular cerebral, diabetes, hipercolesterolemia o insuficiencia cardíaca, o una de estas enfermedades se ha manifestado entre sus familiares, o tiene problemas de riñón?

SÍ

En su caso, es muy importante que la hipertensión esté bien controlada; si continúa elevada, aumenta el riesgo de desarrollar síntomas más graves. Si intenta el tratamiento con medicina energética, necesitará el apoyo de su médico. Es posible que sea necesario continuar tomando alguno de los fármacos, y no debe interrumpirlos bruscamente. Su enfermedad afecta tanto a su cuerpo físico como a sus cuerpos sutiles. *Las terapias más adecuadas son aquellas que tratan a distintos niveles los cuerpos sutiles. Considere las terapias de las clases 2, 8 o 14. Asimismo, complete la ficha para descartar la existencia de otros factores que pueden influir sobre su presión arterial.*

▶ NO ▶ ¿Tiene sobrepeso?

SÍ

El peso desempeña un papel importante en el aumento de la presión arterial. Sólo con reducir el peso puede recuperar los límites normales de su presión arterial. Además, obtendrá beneficios para su salud si deja de fumar y hace más ejercicio. Todos estos métodos actúan en un principio sobre el cuerpo físico, pero la sensación de bienestar afectará al cuerpo etéreo e incluso al cuerpo emocional. Continúe con la ficha para obtener sugerencias de curación energética.

▶ NO ▶ ¿Se encuentra siempre apurado o empujado a cumplir fechas límite? Constantemente exige a su cuerpo que trabaje al límite. De esta manera, estimula las glándulas adrenales, las cuales liberan hormonas que afectan a la presión arterial. Al final, el aumento de la presión arterial puede hacerse crónico.
Véase *recuadro* Combatir el estrés, *inferior.*

▶ NO ▶ ▶ ▶ ▶

Combatir el estrés

El patrón de producir y vivir en un estrés constante es una importante premisa para la pérdida de la salud, como la hipertensión. La solución no pasa necesariamente por eliminar el estrés, sino por aprender a combatirlo. Esto conlleva aprender a relajarse, disfrutar de la relajación y aprender nuevos modos de moverse a través de situaciones estresantes. Considere el masaje o la aromaterapia de la clase 1, que afectan a los cuerpos físico, etéreo y emocional, para aliviar las tensiones de la vida cotidiana. Las terapias de la clase 2 actúan de manera similar. Las disciplinas de la clase 4 son relajantes y variarán su actitud frente al estrés, al introducir nuevas vías de estar dentro de su propio cuerpo.

Las terapias de la clase 11, sobre todo el entrenamiento autogénico y la hipnosis, poseen un efecto similar a las de la clase 4, pero mediante la variación de las actitudes (y cuerpos) mental y emocional. En este sentido, la meditación (clase 12) también es beneficiosa y, además, nos conecta con nuestro cuerpo causal. La conexión más profunda con éste conlleva una importante liberación del estrés. Las terapias de la clase 3 también son útiles.

▶ ▶ ▶ **¿Considera que no tiene tiempo para usted mismo?**

▼
 SÍ
▼

Convierta el tiempo para usted mismo en una prioridad. Sin éste, se encuentra en un ciclo constante de sobrecarga que, en último extremo, le puede conducir a una situación de estrés con la que no es capaz de enfrentarse.
Véase *recuadro* Combatir el estrés *(pág. 134).*

▶ **NO** ▶ **¿Encuentra dificultad para relajarse?**

▼
SÍ
▼

Es algo que debe aprender a hacer correctamente. Muchos métodos de curación energética utilizan la relajación como primer paso en el proceso de curación.
Véase *recuadro* Combatir el estrés *(pág. 134).*

▶ **NO** ▶ **¿Considera que se enfada o llora con facilidad?**

▼
SÍ
▼

Cae con demasiada facilidad en una reacción emocional que provoca estrés.
Las terapias de la clase 11, que trabajan sobre los cuerpos mental y emocional, le ayudarán a ver las situaciones de una manera nueva y menos estresante. Véase *también el recuadro* Combatir el estrés *(pág. 134).*

▶ **NO** ▼

vaya a la pregunta 7 (inferior)

◀ ◀

▼

 ¿Encuentra dificultad para expresar sus emociones?

▼
SÍ
▼

Esta destrucción de energía en el cuerpo emocional es altamente desequilibradora para la función integral de los cuerpos sutiles.
Véase *recuadro* Combatir el estrés *(pág. 134).*

▶ **NO** ▶ No es habitual el diagnóstico simple de la hipertensión arterial, ya que por lo general ésta no se acompaña de sintomatología. Son sus efectos a largo plazo los que pueden dar la voz de alarma. Tal vez, la presión arterial sea la correcta para usted. No obstante, las personas con la presión arterial baja están mejor protegidas contra las enfermedades cardiovasculares. Para ayudar a disminuir su presión arterial, y mejorar su salud general, puede resultar eficaz algún método de la medicina energética, en especial cuando los valores se encuentran en el límite. *Considere las terapias de las clases 2, 8 y 14, que provocan un efecto holístico sobre los cuerpos sutiles y los alinean con el.*

Limitaciones de los fármacos

Estudios recientes han demostrado que incluso con una hipertensión tratada médicamente, existe una mayor predisposición a las enfermedades cardiovasculares, si la comparamos con la de las personas con una presión arterial normal. Al disminuir su presión arterial mediante la utilización de un método de base energética, se consigue un nivel normal de manera natural, lo cual

debería eliminar también el resto de factores patológicos, hasta ahora desconocidos, que aparecen junto con el aumento de la presión arterial. Este tratamiento actúa desde el exterior (desde los cuerpos sutiles) hasta el nivel físico, mientras que los fármacos convencionales actúan sólo sobre el componente hipertensivo de la alteración.

DEPRESIÓN/1

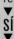 **1**

¿Ha sufrido recientemente una pérdida (un duelo, incluidos los animales de compañía) o la ruptura de una relación?

▼
SÍ
▼

Quizás su depresión forma parte del proceso de duelo. Todas estas situaciones tienden a desencadenar una reacción de tristeza como respuesta a la pérdida. Una pérdida importante afecta a todos los cuerpos sutiles, pero en especial al cuerpo emocional.
Véase *recuadro* Enfrentarse a la pena.

 ▶ **NO** ▶ **2**

¿Ha experimentado hace poco un cambio importante en su estilo de vida, como que un hijo se va de casa, la pérdida de ingresos, la pérdida del trabajo, la jubilación o un cambio de casa?

▼
SÍ
▼

Se trata de un tipo de duelo. El proceso de resolución de la pena se produce cuando el cuerpo mental es capaz de adaptarse a la nueva realidad. Esto permite que el cuerpo emocional vuelva a la normalidad.
Véase *recuadro* Enfrentarse a la pena.

▶ **NO** ▶ **3**

a) ¿Ha aumentado recientemente su familia con la llegada de un bebé?

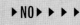 ▶ **NO** ▶ ▶ ▶

▼
SÍ
▼

b) ¿Es usted la madre? ▶ **NO** ▶ ▶ ▶ ▶

▼
SÍ
▼

Es posible que sufra una depresión postparto, la cual se debe principalmente a los cambios bruscos de las hormonas femeninas después del parto. Pueden añadirse al problema una sensación de anticlímax y la tensión de noches sin dormir. Comparta sus sentimientos con el médico o con su pareja. Puede necesitar atención médica convencional. Para contribuir a la adaptación de su cuerpo físico, coma bien y evite los caprichos y los dulces. Coma abundante fruta fresca, verduras y cereales integrales. Los cambios hormonales alterarán los cuerpos etéreo y físico.
Una terapia de las clases 2, 8 o 14 puede contribuir a su reajuste, ya que actúa primariamente sobre el cuerpo etéreo. Si estos métodos no son de ayuda, continúe con la ficha.

Enfrentarse a la pena

El sobreponerse a la pena es un proceso natural. Sin embargo, puede «bloquearse». Muchas terapias alternativas pueden ayudar a desbloquear el proceso. Las terapias que se concentran en el cuerpo mental, como las de la clase 11, o las terapias que afectan al conjunto de los cuerpos sutiles y contribuyen a la conexión con el cuerpo causal (como las de las clases 3 y 12) son muy beneficiosas.

Las terapias de la clase 8, en especial los remedios florales de Bach, son también adecuadas. Si existe una mezcla de emociones, o existen emociones no expresadas, algo habitual en las reacciones de pena, las terapias que ayudan al cuerpo emocional, como las de las clases 5, 6 y 7, también deben tomarse en cuenta. Éstas contribuyen a la liberación del cuerpo emocional.

▶ ▶

¿Ha notado si su depresión aparece en otoño y desaparece en primavera?

▶ **NO** ▶

vaya a la página siguiente

▼
SÍ
▼

▶ ▶ ▶ Puede que sienta pena por la pérdida de su antigua vida, además de los efectos del estrés que produce la llegada de un nuevo bebé a la familia. Además, esto puede verse todavía más agravado si espera aceptación y felicidad. El no ser capaz de aceptar o expresar totalmente los sentimientos tal vez provoque su bloqueo, lo que conduce a la depresión. Están afectados sus cuerpos mental y emocional.

Las terapias que se concentran en los cuerpos mental y emocional pueden ser las indicadas, por ejemplo una psicoterapia de la clase 11, una terapia de danza de la clase 5 o una terapia respiratoria de la clase 7. También lo pueden ser las terapias de la clase 8 que afectan en primer término al cuerpo etéreo. Es importante compartir los sentimientos con la familia, de manera que puedan ofrecerse unos a otros soporte emocional y práctico.

Puede sufrir un trastorno afectivo estacional (TAE), una depresión desencadenada por las pocas horas de luz de los días invernales. O simplemente sufre «melancolía invernal», lo que indica que su bienestar interno se ve afectado de forma importante por los cambios externos e influye en su cuerpo emocional.

Pruebe una iluminación de amplio espectro en las zonas de trabajo o una cabina terapéutica de luz de amplio espectro.

La falta de ejercicio y una dieta desequilibrada con alto contenido en azúcares y grasas y pobre en frutas y verduras, se lo pone difícil a su organismo para crear sensaciones de bienestar. Por último, necesita encontrar «luz interior», lo que puede conseguir si examina su sistema de valores (o cuerpo mental) y su expresión emocional (cuerpo emocional).

Las terapias de las clases 8 y 11 es posible que contribuyan a realizar cambios en el sistema de valores. También pueden ayudarle a su expresión emocional, al igual que los métodos de las clases 5 y 7. Las terapias de las clases 3 y 12, que apoyan el contacto con el cuerpo causal, también son útiles.

DEPRESIÓN/2

 5

¿Vive bajo el estrés provocado por una relación insatisfactoria (no necesariamente con su pareja), problemas económicos, laborales o domésticos?

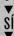 **SÍ**

Su cuerpo emocional es incapaz de responder libremente a estas presiones y se cierra. Ésta es la sensación de depresión. Solicite asesoramiento, ya que puede estar obviando buenas soluciones. Asimismo, es posible que necesite enfrentarse a la realidad y armarse de valor para realizar cambios importantes. El apoyo externo es útil. Si se enfrenta a problemas prácticos, su depresión desaparecerá, dado que el cuerpo emocional dejará de estar sometido a estrés.
De no ser así, busque maneras de cambiar su sistema de valores (cuerpo mental), por ejemplo mediante la utilización de terapias de la clase 11, o con la apertura al cuerpo causal. Esto contribuirá a transformar una situación negativa en positiva. Las terapias de la clase 3 son adecuadas para este fin. Otro enfoque consiste en ayudar a que el cuerpo emocional se libere a sí mismo. Para ello son adecuadas las terapias de las clases 5, 6 y 8. En la eliminación del estrés de todo el sistema, las técnicas de la clase 4, como el tai chi o el yoga, pueden ser una terapia beneficiosa a largo plazo.

 6

▶ **NO** ▶ ¿Ha notado que su depresión se desencadena fácil o inexplicablemente, o sufre períodos de «subida» y de «bajada»?

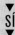 **SÍ**

Tal vez sufra un trastorno afectivo bipolar (TAB). Este proceso puede necesitar tratamiento médico convencional (consulte a su médico antes de seguir con esta ficha). Algunas personas presentan una vida emocional variable, que en último extremo no es otra cosa que un TAB. De ser así, usted se beneficiará de un mayor control sobre sus respuestas emocionales.
Son muy útiles las terapias que mejoran el contacto con el cuerpo causal, ya que este cuerpo experimenta lo que se encuentra más allá de los altibajos cotidianos. Son eficaces las terapias de las clases 3 y 7. Asimismo, el contacto puede establecerse a través del cuerpo físico, mediante la práctica de las técnicas de la clase 4, las cuales actúan en todos los cuerpos energéticos. Las técnicas de la clase 12 contribuirán igualmente al contacto con el cuerpo causal y estabilizarán los cuerpos mental y emocional. Si siente que su problema se agrava con las emociones que nunca fueron expresadas con libertad, intente una técnica de las clases 5, 6 u 11 para liberar al cuerpo emocional.

 7

▶ **NO** ▶ a) ¿Consume más de 21 unidades de alcohol a la semana?

 SÍ

b) ¿Contestaría «sí» a dos o más de estas preguntas?
● ¿Es siempre consciente de la cantidad de alcohol que bebe?
● ¿Es consciente la gente que le rodea de la cantidad que usted bebe?
● ¿Ha perdido en alguna ocasión un trabajo, o ha llegado tarde a causa del alcohol?
● ¿En alguna ocasión ha sentido vergüenza por su consumo de alcohol?

 SÍ

Puede sufrir alcoholismo. Véase la ficha Adicciones (pág. 141), además de continuar con esta ficha.

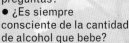 ▶ **NO** ▶ ▶ ▶ ▶

▶ **NO** ▶ ▶ ▶ ▶

▶ ▶ ▶ a) ¿Consume la mayoría de los días drogas, como el *cannabis*?

▼
SÍ
▼

▶ ▶ ▶ b) ¿Tenía problemas de estado de ánimo antes de empezar a tomar drogas o alcohol?

▼
SÍ
▼

Puede que iniciara el consumo de drogas o alcohol como un medio de «automedicación» para la depresión. Con frecuencia, esto se produce de manera subconsciente, ya que en las primeras etapas mejora el estado de ánimo. Con el tiempo, este efecto puede invertirse y empeorar la depresión en lugar de mejorarla.
Deje de consumir estas sustancias y acuda a su médico, dado que puede ser necesaria la ayuda profesional. Asimismo, véase la ficha Adicciones *(pág. 141). Si además desea complementarlo con una terapia alternativa, utilice esta ficha.*

▶ NO ▶

▶ NO ▶ Uno de los efectos secundarios del alcohol o las drogas es la depresión. Deje de consumirlos. *Véase la ficha* Adicciones *(pág. 141). Con ello debería conseguir restablecer el estado de ánimo normal, aunque puede llevar algún tiempo.*

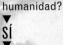

▶ ¿Se siente atraído por los temas filosóficos, religiosos o espirituales, o se siente deprimido por el estado de la humanidad?

▼
SÍ
▼

Este tipo de intereses mentales a menudo conducen a la depresión. El cuerpo mental se ve desbordado. Puede tratarse de un intento de acallar al cuerpo emocional, porque ha sido herido. Para superar esta situación, tanto el cuerpo causal como el emocional necesitan abrirse. Para una persona bloqueada en un «espacio mental», las terapias basadas en lo físico o lo emocional son beneficiosas, aunque con frecuencia se evitan. *Son útiles las terapias de la clase 3, que acceden a todos los cuerpos sutiles; las de las clases 5, 6 y 8, que acceden al cuerpo emocional; o las de la clase 4, que son físicas, pero abren todos los cuerpos sutiles. Las terapias de la clase 11 también son eficaces, aunque debemos asegurarnos de romper con nuestro patrón de racionalizar los problemas. Se desaconseja la meditación, ya que aunque abre el cuerpo causal, no es suficientemente física ni emocional y puede agravar el problema.*

▶ NO ▶

vaya a la página siguiente

DEPRESIÓN/3

¿Sufre una enfermedad crónica?

▼

SÍ

▼

La enfermedad física mina el bienestar. Si se convierte en crónica, no sólo deberemos hacer frente a la enfermedad, sino también a los efectos mentales y emocionales de tener que asumir discapacidades crónicas, la limitación de la libertad y el temor al futuro, lo que puede manifestarse en forma de depresión.

Son beneficiosas las terapias de la clase 3, las cuales tienden a centrarse más en las partes sanas que en las partes enfermas del organismo y, además, conectan todos nuestros cuerpos con el cuerpo causal.

Las terapias de las clases 2 y 8, que también pueden provocar un efecto beneficioso global sobre la enfermedad, son eficaces. Afectan al cuerpo etéreo, pero del mismo modo acceden al resto de cuerpos sutiles. Las disciplinas de la clase 4 también son útiles de una manera similar.

Las terapias de las clases 5, 6 y 7 son muy beneficiosas para liberar el cuerpo emocional, que se ve especialmente afectado por la depresión de las enfermedades crónicas.

Asimismo puede ser útil elevar al máximo los efectos curativos de su entorno. Considere alguna técnica de las clases 9 o 10.

▶ NO ▶

¿Su depresión se relaciona con ciertos edificios o habitaciones, por ejemplo aparece tras haber estado en ciertos lugares?

▼

SÍ

▼

Quizás sea una persona sensible a las energías del entorno, lo que afecta a sus cuerpos sutiles; sobre todo a su cuerpo emocional, que se cierra para protegerse a sí mismo y provoca una sensación de depresión.

Si se trata de su propia casa, tenga en cuenta las técnicas de las clases 9, 10 u 11. De esta manera, se limpiarán o neutralizarán las energías que le afectan. Si se desencadena fuera de su casa, un objeto cargado de poder puede ayudar (véase pág. 111). Las terapias de la clase 3, que estrechan la relación con el cuerpo causal también pueden resultar útiles.

▶ NO ▶ *Si ha llegado al final de esta ficha sin ser capaz de identificar una causa, consulte de nuevo a su médico. Algunas enfermedades físicas, como el hipotiroidismo o la anemia, pueden producir síntomas depresivos.*

Si la causa no reside en un trastorno físico, tal vez sea una indicación de que debe mirar más profundamente en su vida y en usted mismo. Es probable que su dificultad descanse en su patrón de valores, que ha afectado a su cuerpo emocional y producido la depresión. Considere una técnica psicológica como las de la clase 11. Las terapias de las clases 3, 4, 5 y 7 trabajan bien junto a éstas, ya que además de liberar el cuerpo emocional (clases 5 y 7) contribuyen a la integración de todos los cuerpos sutiles (clases 3 y 4).

TRATAMIENTOS CONVENCIONALES

La depresión se trata ante todo con antidepresivos. Estos fármacos no se consideran adictivos, y su objetivo es restablecer las sustancias químicas que producen la felicidad «natural» del cerebro, como la serotonina. Se tarda un mes para que entren completamente en el sistema y deben tomarse a dosis efectivas con el fin de elevar al máximo los beneficios que se obtienen de estos fármacos.

Con frecuencia, se utilizan en combinación con psicoterapia o asesoramiento. Pueden tener efectos colaterales como boca seca, estreñimiento o visión borrosa. No obstante, los efectos secundarios tienden a disminuir con el tiempo, y si el fármaco funciona, son una molestia mínima comparada con los síntomas de la depresión. Pueden utilizarse junto a la medicina energética.

ADICCIONES/1

La adicción es un patrón de conducta difícil de resistir. Una adicción tiende a amoldar el estilo de vida para cubrir sus necesidades, en lugar de lo contrario. La adicción es frecuente en el caso de algunas drogas como la heroína, pero la nicotina, el alcohol y la cafeína también son adictivos. Algunas personas consideran ciertos alimentos como adictivos, mientras que otras se hacen adictas a actividades como el juego, el sexo, el ejercicio, las compras o el trabajo, lo que parece provocarles una «subida». Hay personas que tienen más tendencia a las adicciones que otras.

¿Es adicto a algún alimento como el chocolate o los dulces?

▶ **NO** ▶

SÍ
▼

Véase *la ficha* Trastornos alimentarios *(pág. 170).*

¿Es usted adicto a una sustancia que originariamente se prescribió por razones médicas?

▼

SÍ
▼

Acuda a su médico. Algunos fármacos, como las benzodiacepinas (por ejemplo, Valium) son difíciles de dejar y es posible que necesite ayuda médica. En el caso de algunas medicaciones no existe una alternativa no adictiva. De ser así, es mejor no preocuparse por la adicción si el fármaco es efectivo. Si no desea seguir tomando el fármaco y no tiene una naturaleza adictiva, la dieta, la acupuntura y la hipnosis (*véase* recuadro inferior) serán suficientes como apoyo para interrumpir la medicación.
Si tiene una naturaleza adictiva, continúe la ficha.

▶ **NO** ▶

¿Ha notado que cuando no consume la sustancia a la que es adicto empieza a sentirse mal físicamente, y cuando vuelve a tomarla se encuentra «bien»?

▼

SÍ
▼

Esto indica que sufre una adicción física a la sustancia o comportamiento. Esto es habitual e inesperadamente persistente en el caso de algunas sustancias, como la cafeína y la nicotina. Sus cuerpos físico y etéreo se han adaptado a la adicción. La auriculopuntura (pág. 145), la hipnosis (inferior izquierda) y la dieta (pág. 142) contribuirán a que supere este grado de adicción.
Pruébelas antes de continuar con la ficha. Liberarán la energía de su cuerpo etéreo, de manera que notará los beneficios de los cambios producidos a niveles más sutiles.

▶ **NO** ▶

vaya a la página siguiente

Hipnosis

La hipnosis puede utilizarse para eliminar la adicción. Presenta una ventaja sobre otros métodos psicológicos: va directamente al subconsciente. No obstante, la mayoría de las adicciones se mantienen por algo más que un hábito. Durante la sesión, el hipnotizador le ayudará a acceder a su subconsciente para ver si es usted capaz y posee la voluntad suficiente, en un nivel profundo, de romper el hábito. De no ser así, es probable que necesite trabajar más con los patrones del subconsciente, antes de que pueda eliminarse el hábito adictivo.

ADICCIONES/2

 4

¿Tiende a ser impaciente? ¿Quiere que sus deseos se cumplan instantáneamente, o se frustra y desilusiona con facilidad?

 NO ►

▼

SÍ

▼

Se trata de un típico comportamiento de tipo adictivo. Modificarlo es un importante paso hacia la rehabilitación. Seguir los consejos de los recuadros sobre la dieta (inferior derecha), la auriculopuntura (pág. 145) y la hipnosis (pág. 141) contribuirá a la estabilización de los cuerpos físico y etéreo y disminuirá la tendencia hacia estas sensaciones.

Seguidamente, el aprendizaje de una técnica como las de la clase 4 puede ayudar a estabilizar la energía en todos los cuerpos sutiles.
De manera alternativa, pruebe los métodos de la clase 5, lo que le permitirá conectar directamente con su cuerpo emocional y conseguir que se exprese con más claridad. Las técnicas psicológicas de la clase 11 también pueden contribuir a la expresión de sí mismo y a la comprensión de lo que sucede, de manera que se entenderá el comportamiento impulsivo y se descubrirán otras salidas. Éstas trabajan en los cuerpos emocional y mental. Continúe esta ficha si necesita más información.

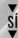 **5**

 NO ► ¿Lleva una vida muy estresada?

▼

SÍ

▼

Véase ★ *derecha.*

 6

 NO ► ¿Tenía tendencia a padecer ansiedad o depresión antes de que la adicción se convirtiera en un problema?

► **NO** ► ► ►

▼

SÍ

▼

★ Las adicciones alteran el flujo de energía en el cuerpo emocional, lo hacen menos vulnerable a las situaciones externas. Esto provoca una mejoría transitoria. No obstante, las adicciones, además, dañan los cuerpos etéreo y físico, lo que provoca la aparición de una enfermedad física.
Elija una técnica para estabilizar el cuerpo emocional y refuerce la conexión con el cuerpo causal. Considere las técnicas de las clases 3, 4, 5, 7, 11 y 12.

Dieta y adicciones

Es habitual para una persona adicta sustituir una sustancia adictiva por otra «menos nociva». Por ejemplo, los alcohólicos cambian el alcohol por la cafeína y los alimentos ricos en azúcares; los heroinómanos pasan al *cannabis*. Con ello, la persona pasa a una situación menos peligrosa, pero hace poco por solucionar la tendencia adictiva. Para algunos, esta situación es satisfactoria, pero para otros, la vida se convierte en una lucha por resistir la tentación y no pueden abrirse a nuevas experiencias que reemplacen su adicción.
Se ha demostrado que la abstinencia del alcohol tiene mucho más éxito si los alcohólicos siguen una dieta con alimentos poco elaborados, sin cafeína ni azúcares, con abundante fruta y verduras frescas. Esta dieta reduce marcadamente el comportamiento impulsivo (parte del patrón adictivo). El cambio provoca que la abstinencia sea más fácil para la persona adicta, aunque al principio pueda parecer excesivo el cambio simultáneo de dieta y de patrón adictivo. Con probabilidad, los cambios dietéticos podrán relajarse pasados 6-9 meses. En parte, este tipo de dieta ayuda a recuperar algunos oligonutrientes, cuyo déficit puede empeorar la tendencia adictiva. Asimismo, la dieta estabiliza los niveles de azúcar en la sangre; las fluctuaciones de la glucemia pueden provocar inestabilidad emocional y tendencias compulsivas.
En los cuerpos sutiles, los cuerpos físico y etéreo se tornan más estables, de manera que los cambios a mejor de los cuerpos emocional y mental, así como del cuerpo físico, aparecen antes.

▶ ▶ ▶ **7** ¿Tiene falta de confianza, se siente inseguro, o parece confiado y seguro cuando en su interior sabe que es sólo «fachada»?

▼
SÍ
▼

El comportamiento adictivo y las drogas pueden dar una falsa sensación de importancia, seguridad y éxito. Permiten que el cuerpo emocional cree sensaciones basadas en la ilusión. Al tratar de vencer una adicción, reaparecen los verdaderos sentimientos de soledad, vulnerabilidad y falta de confianza. Por lo general, esto provoca que las personas recaigan. Para superar esta alteración del cuerpo emocional, busque nuevas formas de ver las cosas y nuevos patrones de comportamiento.
Las técnicas de la clase 11 pueden ser muy eficaces en estos casos. Otras técnicas para ayudar al proceso son las de las clases 3, 4, 5, 7 y 12. Todas ellas ayudan a liberar el cuerpo emocional y aumentan la conexión con el cuerpo causal.

▶ **NO** ▶ **8** ¿Tiene dificultades con sus relaciones íntimas?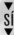

▼
SÍ
▼

La relación más importante de una persona adicta es la que mantiene con su adicción. Con esta relación ilusoria, resulta difícil, si no imposible, conectar con los demás, con los cuerpos sutiles. Es la conexión de los cuerpos sutiles la que conduce a una relación íntima y satisfactoria.
Véase *recuadro inferior de* Espiritualidad y adicción.

▶ **NO** ▶ **9** ¿Le parece difícil participar plenamente en la vida, como hacer amigos o disfrutar de las aficiones?

▼
SÍ
▼

Véase ★ *pág. 144.*

▶ **NO** ▶ *véase el recuadro inferior* Espiritualidad y adicción *y después vaya a la página siguiente*

Espiritualidad y adicción

Una adicción intensa, en especial al alcohol y las drogas, es muy difícil de superar. La propuesta que obtiene más éxitos, la cual deben seguir los propios adictos, es la de acercarse a una fuente de espiritualidad. Éste es el enfoque del conocido programa de las 12 fases, elaborado por alcohólicos anónimos. En este programa, sea lo que sea que el adicto reconoce como «Dios», se convierte en el centro para una nueva manera de vivir.
Muchos adictos poseen una comprensión innata de las dimensiones espirituales o energéticas de la vida. Pueden ser hipersensibles en este ámbito que desencadena inicialmente la necesidad de la sustancia química, ya que las sustancias químicas que alteran la mente afectan a los cuerpos sutiles, sobre todo al emocional y al mental. Se hacen más rígidos e impermeables a las energías sutiles. Así, actúa como un mecanismo de protección. Parte del proceso de recuperación consiste en ser capaz de proteger los cuerpos sutiles sin necesidad de las drogas o el alcohol. Alinearse al «Dios» propio de cada persona es una vía poderosa para conseguirlo. Si se puede superar la adicción a las sustancias químicas, los adictos recuperados son con frecuencia capaces de trasladar la espiritualidad y la toma de consciencia de las energías sutiles a la vida cotidiana. Esto les proporciona la capacidad excepcionalmente desarrollada para aportar sabiduría y curación.

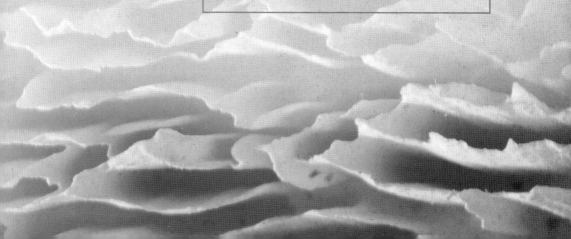

ADICCIONES/3

 10

¿Siente que nadie le entiende o se preocupa por usted?

▼

SÍ
▼

★ La mayoría de las adicciones, en especial a las drogas y el alcohol, crean afabilidad y conexión con cualquier cosa. Éstas son una ilusión y, paradójicamente, pueden incapacitarle en el terreno emocional. Como consecuencia, le resulta más difícil conectar con su vida y sus relaciones. Esto se debe a la alteración de la energía en el cuerpo emocional, causada por la adicción. *Las terapias que trabajan con el cuerpo emocional para integrarlo con los otros cuerpos sutiles pueden ayudar a romper este patrón. Aquellas que también conectan con el cuerpo causal son muy útiles (véase el recuadro* Espiritualidad y adicción *de la pág. 143). Asimismo, las terapias de las clases 3, 5, 7, 11 y 12 pueden ser útiles.*

▶ **NO** ▶  **11**

¿Piensa que una vida «recta» es sombría, aburrida o sin sentido?

▼

SÍ
▼

Su vida puede ser sombría o aburrida, pero la forma de vivirla está influida por sus deseos. Si éstos han sido absorbidos por la adicción, puede parecer que la vida no tiene sentido. Las «subidas» producidas por un hábito adictivo forman parte del espectro natural de la vida emocional, y pueden alcanzarse sin necesidad de la adicción. Parte de la recuperación consiste en aprender a experimentar sensaciones positivas sin la adicción. Impóngase nuevas metas creativas y emocionalmente gratificantes. Es importante establecer una buena conexión con su cuerpo causal. *Las técnicas de las clases 3, 7, 11 y 12 pueden ser de ayuda. Trate de ver su vida de una forma nueva y positiva. Las terapias de la clase 5 colaboran a liberar la expresión emocional. Todos estos métodos liberan la energía del cuerpo emocional, restablecen la conexión consciente con el cuerpo causal y realinean la energía de todos los cuerpos sutiles.* Véase *también el recuadro* Espiritualidad y adicción *(pág. 143).*

▶ **NO** ▶ **12**

¿Se siente, o se sintió de niño, hipersensible a la «atmósfera» o a los sentimientos de los demás, o posee «poderes psíquicos»?

▼

SÍ
▼

Las adicciones bloquean las energías que se mueven en el cuerpo emocional. Las personas que son hipersensibles por naturaleza pueden utilizarlo inconscientemente para bloquear los mensajes demasiado intensos. Para eliminar la adicción es necesario aprender a proteger el cuerpo emocional. Una de las maneras consiste en establecer una conexión más consciente con el cuerpo causal (*véase recuadro de* Espiritualidad *y* adicción en la pág. 143). *Los métodos de la clase 3 son adecuados para el desarrollo de esta conexión y le ayudarán a reconciliarse con las experiencias de las energías sutiles que con probabilidad posee de manera natural. Los métodos de la clase 4 son también útiles. Asimismo puede tener en cuenta los tratamientos ambientales de la clase 9 y los talismanes y cristales de la 13. (Véase también la Meditación de la 12.) Todos estos métodos son formas de protegerse de su entorno y de las energías de los demás. Puede que sienta la necesidad de desarrollar sus dones una vez haya asumido una terapia; es un buen primer paso.*

▶ **NO** ▶ ▶ ▶ ▶

▶ ▶ ▶

¿Necesita interrumpir su adicción porque perjudica su salud?

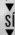

SÍ
▼

Es probable que la adicción no tenga un efecto tan distorsionador en el cuerpo emocional, pero que afecte a los cuerpos etéreo y causal, lo cual es igualmente devastador. *La dieta (pág. 142), la auriculopuntura (inferior) y la hipnosis (pág. 141) deberían proporcionar apoyo a los cuerpos físico y etéreo, y al mismo tiempo hacer emerger y eliminar algunos bloqueos emocionales.*

▶ **NO** ▶ ¿Desea dejar la adicción porque cree, o le han hecho ver, que es nociva para usted?

▼
SÍ
▼

Si ha llegado al final de esta ficha sin encontrar la naturaleza de su proceso adictivo, es probable que sus cuerpos físico y sutiles no estén demasiado alterados por su adicción. No obstante, si desea dejar el hábito, la dieta (pág. 142), la auriculopuntura (inferior) y la hipnosis (pág. 141) pueden apoyar a los cuerpos físico y etéreo durante este proceso.

▶ **NO** ▶ *Si ha llegado al final de esta ficha sin hallar ninguna cuestión dirigida a su situación particular, puede necesitar ayuda profesional para conseguir entender su problema adictivo. Consulte a su médico o con una asociación, como la de Alcohólicos Anónimos, especializada en comportamientos adictivos.*

Auriculopuntura

La auriculopuntura consiste en la inserción de agujas en las zonas de la oreja que representan la parte del cuerpo que necesita tratamiento. Existe un punto especial para la «adicción». Se colocarán unas agujas especiales en este punto y se masajearán para provocar una estimulación suplementaria siempre que reaparezca la necesidad de la sustancia adictiva.

Para tratar las adicciones también se utiliza la electroacupuntura. Se pasa una pequeña corriente eléctrica entre las agujas insertadas en cada oreja, lo que produce como un suave zumbido. Se cree que aumenta la liberación de endorfinas, las cuales reemplazan a aquellas que aportaba la sustancia adictiva. Puede aplicarse en forma de sesiones regulares o con una máquina portátil para utilizarla a su antojo.

CEFALEAS Y MIGRAÑAS/1

No es lo mismo la cefalea tensional que las migrañas, aunque sus causas puedan ser similares. Las migrañas son en general de un solo lado, con dolor en la zona periorbitaria, e interfieren en la vida diaria. También son típicos los trastornos visuales, las náuseas y los vómitos. Normalmente, las cefaleas que duran varios días, pero que no afectan a la vida cotidiana, son cefaleas de tipo tensional.

¿Adopta una mala postura o presenta una historia de lesiones de espalda, cervicales o lumbares, o ha sufrido problemas dentales o mandibulares?

SÍ

Es frecuente que la cefalea y las migrañas se asocien con alineamientos incorrectos de la columna vertebral, la pelvis o los huesos craneales. Esto afecta ante todo al cuerpo físico, pero una vez instaurado el cuadro, afecta también al cuerpo etéreo y, en ocasiones, incluso al cuerpo emocional.
Las terapias de clase 1 son eficaces, ya que no sólo tratan el cuerpo físico sino que afectan también al cuerpo etéreo e incluso al cuerpo emocional.

▶ NO ▶
¿Sufre la cefalea o las migrañas después de conducir, trabajar en el escritorio o en el ordenador?

SÍ

Probablemente, su postura y su visión no son las adecuadas.
Pruebe medidas de soporte, como la práctica regular de simples estiramientos, para ayudar a aliviar la tensión que se forma en los músculos del cuello y de los hombros. Las terapias de la clase 1 pueden ser beneficiosas, ya que no sólo tratan el cuerpo físico sino que lo hacen también con el cuerpo etéreo e incluso el cuerpo emocional. Si estos métodos no funcionan, siga con la ficha.

▶ NO ▶
¿La cefalea o las migrañas aparecen después de saltarse alguna comida o de sustituirla por dulces y un tentempié?

SÍ

Puede padecer hipoglucemia o una intolerancia alimentaria (*véase* ficha pág. 180), lo que indica la existencia de un problema en los cuerpos físico y etéreo. Tal vez necesite tratamientos físicos de soporte. Céntrese en el tratamiento dietético de las alergias alimentarias y en los suplementos.
Una vez ha encauzado este punto, las terapias de las clases 2 y 8 pueden completar la curación. Si estos métodos no funcionan o son demasiado restrictivos, siga con la ficha.

▶ NO ▶ ▶ ▶ ▶

ADVERTENCIA

Visite a su médico antes de continuar con esta ficha si en la actualidad sufre regularmente cefaleas y no las había sufrido con anterioridad.

¿Bebe lo suficiente?

¿Bebe un mínimo de 1,5 litros de agua al día? La deshidratación relativa puede constituir una causa simple para la cefalea y las migrañas. Si consume cafeína, alcohol o bebidas azucaradas, sus necesidades de agua serán incluso mayores, ya que todas estas otras bebidas tienden a la deshidratación. Intente beber 1,5 litros de agua al día, además de dar comienzo a la terapia elegida.

▶ ▶ ▶ ¿Parece que la cefalea o las migrañas son provocadas por los resfriados de las vías altas o los catarros?

SÍ
▼

Probablemente, las cefaleas o las migrañas sean secundarias a este problema subyacente. Véase *la ficha* Catarro y problemas de los senos paranasales *(pág. 122).*

 ▶ **NO** ▶ ¿Es usted una mujer y sufre las cefaleas o migrañas antes de la menstruación o en otros momentos fijos de su ciclo menstrual, o está cerca de la menopausia?

SÍ
▼

Las cefaleas o migrañas son desencadenadas por los cambios mensuales de la menstruación. Esto se produce con mayor claridad en el nivel físico y etéreo.
Las terapias de las clases 2 y 8 afectan más al cuerpo etéreo, y las terapias de la clase 3 afectan a todos los cuerpos sutiles. Véase *también la ficha* Síndrome premenstrual, *de la pág. 159.*

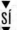 ▶ **NO** ▶ ¿Es usted mujer y tiene las cefaleas o migrañas desde que empezó a tomar anticonceptivos orales o inició una terapia de sustitución hormonal (TSH)?

SÍ
▼

Esto causa alteraciones artificiales del ciclo hormonal de la menstruación. Consulte a su médico para intentar encontrar un preparado más armónico. De lo contrario, es mejor no utilizar estos medicamentos, ya que la aparición de efectos secundarios constituye una indicación de que los cuerpos físico y etéreo no asimilan bien el fármaco.

 ▶ **NO** ▶ vaya a la página siguiente

Trabajo y cefaleas

En muchas personas, las largas horas, en especial ante la pantalla del ordenador, desencadenan cefaleas. Este efecto puede reducirse al mínimo. Los puntos principales a revisar son:
● Visión: si no se ha sometido a una revisión oftalmológica en el último año, hágalo.
● Iluminación: ilumine su lugar de trabajo para evitar los reflejos en la pantalla. Evite sentarse bajo una luz directa. Asegúrese de que su pantalla está limpia y ajustada para evitar el parpadeo. Colóquela a 60 cm de distancia.
● Asiento: la silla debería tener la altura que sería necesaria para tocar el piano. Si es necesario, los pies deberían descansar sobre un reposapiés, a fin de evitar la presión sobre la parte posterior de los muslos. La espalda necesita un respaldo.
● Pausas: para el bienestar de su espalda y cuello, descanse cada hora y estírese, encoja los hombros y después relájelos. Dedique un par de minutos a mirar por la ventana en la distancia.
● Bebidas: tome abundante agua. El aire acondicionado y el ordenador tienen un efecto deshidratante, lo que aumenta la tendencia a sufrir cefaleas.
● Teléfono: si tiene que utilizar el teléfono y el ordenador al mismo tiempo, sostenga el teléfono con la mano, no con el hombro, o utilice un artilugio adecuado para ello.

CEFALEAS Y MIGRAÑAS/2

a) ¿Sufre sus cefaleas o migrañas durante el fin de semana?

▶NO▶

SÍ

b) ¿Consume más té o café entre semana (en el trabajo) que en casa los fines de semana?

SÍ

Los síntomas pueden ser debidos a la falta de cafeína. *Durante 1 mes deje de consumir té, café, colas y chocolate. La cafeína altera tanto el cuerpo etéreo como el físico, ya que nos provoca una mayor sensación de energía a nuestra disposición de la que realmente tenemos.*

▶NO▶

8

¿Sufre las cefaleas o migrañas cuando se enfrenta a una fecha límite o a un período de actividad intensa?

SÍ

El estrés del trabajo se canaliza en forma de tensión en el cuello y los hombros. Puede que su postura en el trabajo agrave esta situación. El estrés activa sistemas de valores en el cuerpo mental, lo que conlleva una respuesta emocional que se ve reprimida y mantenida en forma de tensión en el cuerpo físico. Es importante aprender a relajarse. *Pruebe una terapia de la clase 11, o mejor, de la 4, que le ayudará a utilizar su cuerpo de una manera más relajada. Las terapias de las clases 5 y 6 le ayudarán a expresar con mayor claridad las respuestas emocionales y le liberarán de las inhibiciones basadas en sus creencias. Si ninguno de estos métodos le resulta útil o le atrae, siga con la ficha.*

▶NO▶

9

¿Encuentra difícil desconectar o relajarse?

SÍ

Es probable que se trate de un hábito que ha desarrollado en el cuerpo mental. Éste afecta a los cuerpos emocional, etéreo y físico. *Podría beneficiarse con una técnica de relajación como las de las clases 4, 11 y 12.*

▶NO▶ ▶ ▶ ▶

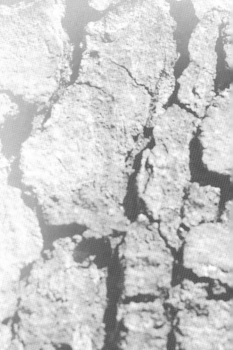

▶ ▶ ▶ ¿Tiene dificultad para expresar sus emociones tanto verbal como físicamente?

▼
SÍ
▼

Es probable que esto altere su cuerpo emocional y le provoque tensión física.
Las técnicas de las clases 5, 6 y 11 pueden utilizarse para ayudar a su cuerpo emocional a expresarse con mayor claridad.

▶ NO ▶ ¿En lugar o después de una discusión aparecen las cefaleas o las migrañas?

▼
SÍ
▼

Tal vez la cefalea se deba a que su cuerpo emocional es incapaz de expresarse libremente. Pueden ser sus circunstancias externas, pero es más probable que se deba a sus propios valores sobre cómo debe comportarse usted mismo y cómo deben hacerlo los otros; un problema del cuerpo mental. *Pruebe las terapias de las clases 5, 6 y 7, para darse la oportunidad de permitir que se expresen más libremente los cuerpos físico y emocional. Las terapias de la clase 11 le ayudarán a trabajar con sus cuerpos emocional y mental.*

▶ NO ▶ ¿En general, pasan demasiadas cosas en su vida, tanto buenas como malas?

▼
SÍ
▼

Probablemente, su cuerpo causal está intentando avisarle para que introduzca un espacio de tranquilidad en su vida. Esto puede ser imposible y, por eso, quizá necesite echar mano de forma temporal de un tratamiento farmacológico. Sin embargo, los síntomas indican que el estrés al que está sometido es demasiado para usted, por lo tanto, las terapias que le ayuden a controlarlo serán beneficiosas para usted. Están afectados todos sus cuerpos sutiles.
El masaje de la clase 1, el shiatsu de la clase 2 o las técnicas de las clases 3, 4, 5, 6, 7, 10 y 11 son adecuados, dependiendo de las preferencias personales. Todos ellos ofrecen la posibilidad de trasladarse a un espacio más tranquilo y profundo, lo que contribuirá a alcanzar el equilibrio en su vida y puede reducir la «necesidad» de las migrañas para «tranquilizarle». Asimismo, se recomienda la meditación (clase 12), debido a su capacidad de relajación y de conectarle más conscientemente con su cuerpo causal.

▶ NO ▶ *vaya a la página siguiente*

CEFALEAS Y MIGRAÑAS/3

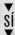 **13**

¿Es usted «sufridor de nacimiento»?

▼ **SÍ** ▼

La preocupación se debe a problemas en el cuerpo mental, resultado de un sistema de valores erróneo. El efecto se filtra a los cuerpos emocional, etéreo y físico, de manera que ninguno de ellos funcionará libremente.
Es importante aprender a relajarse. Pruebe una terapia de las clases 4 u 11. No obstante, es más importante cambiar la necesidad de preocuparse. Así pues, considere las terapias de las clases 3, 8 y 12, que pueden ayudarle a cambiar su sistema de valores.

▶ **NO** ▶ **14**

¿Ha cambiado recientemente de casa o de lugar de trabajo, aunque no sean causa evidente de estrés?

▼ **SÍ** ▼

Su casa, sobre todo su dormitorio, o su lugar de trabajo, puede tener una carga de estrés ambiental de algún tipo. Podemos aclarar la situación preguntando a las personas del mismo entorno si sufren problemas de salud.
Tenga en cuenta las técnicas de las clases 9 y 10, ya que se centran en la curación del ambiente, o alteran el efecto que el ambiente provoca sobre los cuerpos sutiles.

▶ **NO** ▶ **15**

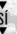a)¿Sufre la cefalea al día siguiente de haber bebido alcohol?

▼ **SÍ** ▼

b)Cuando esto ocurre, ¿ha bebido más de tres unidades de alcohol?

▼ **SÍ** ▼

c)¿Respondería «sí» a dos o más de estas preguntas?
● ¿Alguna vez se preocupa de la cantidad de alcohol que consume?
● ¿En alguna ocasión, los demás han expresado su preocupación por la cantidad de alcohol que consume?
● ¿Ha llegado tarde al trabajo, o ha faltado al mismo, a causa de la cefalea provocada por la resaca?
● ¿En alguna ocasión se ha sentido avergonzado por la cantidad de alcohol que consume?

▼ **SÍ** ▼

El consumo de alcohol puede haberse convertido en una adicción para usted.
Véase *la ficha* Adicciones *(pág. 141).*

▶ **NO** ▶ ▶ ▶ ▶

▶ **NO** ▶
▼
▼
▼
▼

▶ **NO** ▶ ▶ ▶ ▶

TRATAMIENTOS CONVENCIONALES – CEFALEAS

Una simple cefalea acostumbra a mejorar después de tomar un analgésico, como la aspirina o el paracetamol, o un antiinflamatorio no esteroideo (AINE). Los preparados que contienen codeína o cafeína se prescriben en caso de cefalea, y algunos de ellos pueden comprarse sin receta médica. Es posible que tengan un efecto más intenso, pero si usted sufre regularmente de cefalea, evite su consumo, ya que al interrumpir su aplicación es probable que se produzca un efecto rebote o una cefalea por la abstinencia y se agrave el problema original. Además, estos fármacos son adictivos. Si sufre cefaleas frecuentes, puede que el médico las diagnostique como cefaleas tensionales. Recientes investigaciones indican que son debidas a la tensión que se origina en el cuello y los hombros, que provoca espasmos musculares en la base del cráneo. Esto afecta a la fina capa muscular que cubre la bóveda craneal. Es esta tensión ejercida sobre el cráneo la que causa el dolor. Las cefaleas tensionales son muy difíciles de tratar; para la medicina convencional, el mejor tratamiento son los analgésicos de tipo no esteroideo. Con frecuencia, estos fármacos provocan efectos secundarios digestivos, en ocasiones graves, como las hemorragias de origen gástrico. Debido a la dificultad de tratamiento de este problema aparentemente simple, muchas personas acuden a las medicinas complementarias, con buenos resultados en muchos casos.

▶ ▶ ▶ ▶ ▶ ▶ ▶ ▶ ▶ ▶ ▶ ▶ ▶ ▶ ▶ ▶

¿Las cefaleas o las migrañas son frecuentes en su familia?

▼
SÍ
▼

Puede sufrir una debilidad innata que le hace más propenso a las cefaleas. Ésta puede encontrarse a nivel mental o emocional, aunque es más probable que se localice en el nivel etéreo. *Elija un método que trabaje en todos estos niveles, pero especialmente en el etéreo, como las terapias de las clases 2, 8 y 14.*

▶ **NO** ▶

¿Ha probado tratar sus cefaleas con una terapia manipulativa o con otros enfoques terapéuticos?

▼
SÍ
▼

Si ha llegado al final de esta ficha sin identificar un motivo, la causa original puede haber desaparecido, pero el cuerpo etéreo sigue respondiendo según un patrón patológico. Intente con una terapia de las clases 2, 8 o 14. Éstas actúan ante todo sobre el cuerpo etéreo, que puede estar manteniendo la sintomatología. Si nada de esto funciona, mire en su interior para encontrar qué representa la cefalea o la migraña. Puede que intenten suceder cambios profundos de consciencia. Las terapias que más provocarán un efecto beneficioso son aquellas que ayudan a conectar con el cuerpo causal. Las clases 3, 7, 11 y 12 son en especial adecuadas para este objetivo.

▶ **NO** ▼

véase inferior

▼ ▼

◀ ◀ ◀ ◀ ◀ ◀ ◀ ◀ ◀ ◀ ◀ ◀ ◀ ◀

▶ ▶ ▶ Ni la cantidad ni el tipo de alcohol que consume le convienen. Intente dejarlo, o cambiar el tipo de alcohol que consume. Beba agua en abundancia antes de acostarse. Evite la resaca con la ingestión de 5 cápsulas de onagra, 2 dosis altas de vitaminas del complejo B y coma algo graso o rico en carbohidratos antes de beber. No obstante, la resaca es un signo de que el cuerpo físico no está contento con el alcohol, y sería mejor evitar su consumo.

Los intentos para curar sus cefaleas pueden verse obstaculizados por la persistencia de alteraciones crónicas de la columna vertebral, sobre todo en la parte superior y en la pelvis, que hacen inútil todo esfuerzo realizado. *Intente una terapia de la clase 1 para realinear el cuerpo físico y el cuerpo etéreo.*

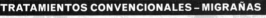

TRATAMIENTOS CONVENCIONALES – MIGRAÑAS

Las migrañas son muy difíciles de tratar con los fármacos convencionales, y los tratamientos más efectivos tienden a provocar desagradables efectos secundarios. Si los remedios simples de la cefalea no funcionan, el siguiente grupo farmacológico utilizado son los analgésicos combinados con un fármaco antiemético o un antihistamínico. El tratamiento debe iniciarse a la primera indicación, aunque algunos casos de migrañas no responden. Hoy en día, se dispone de otros fármacos que pueden resultar beneficiosos. Un grupo lo constituyen las ergotaminas, que pueden producir graves efectos secundarios, sobre todo cuando se toman con demasiada asiduidad. Se dispone también de un nuevo grupo de fármacos que afectan

a los niveles de la serotonina. Éstos son muy eficaces en la verdadera migraña, pero causan singulares efectos colaterales, como dolores intensos en cualquier lugar, irritación de garganta, hormigueo y micción aumentada. Para las personas que sufren migrañas frecuentes, existe cierto número de fármacos que es posible tomar diariamente a fin de prevenirlas, por ejemplo pequeñas dosis de betabloqueantes o de antidepresivos. Las migrañas son tan incapacitantes, y el tratamiento farmacológico es tan dado a provocar efectos secundarios, que los afectados se muestran muy sensibilizados para intentar el tratamiento con medicinas complementarias.

DOLOR DE ESPALDA Y CUELLO/1

a) ¿Su dolor de espalda o cuello es de larga evolución o recurrente?

▶ **NO** ▶ Probablemente, al sufrir la lesión de la espalda, por sobreesfuerzo, o al utilizarla de forma inadecuada, o dormir de manera incorrecta, se ha producido un espasmo muscular reflejo en la musculatura vertebral.
Véase *también* ★ *inferior derecha.*

SÍ

b) ¿Ha sufrido en el pasado una lesión por latigazo o una lesión de espalda de cualquier otro tipo?

 ▶ **NO** ▶ ¿Su dolor de espalda ha persistido desde que dio a luz?

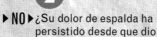 ▶ **NO** ▶ ¿Su dolor de espalda apareció a raíz de una operación? ▶ **NO** ▶ ▶ ▶ ▶

SÍ

Véase ★ *derecha.*

SÍ

Véase ★ *derecha.*

SÍ

★ En general, este problema se debe a un ligero fallo de alineamiento de una o varias de las pequeñas carillas articulares que salen de cada vértebra. Es menos habitual que la causa sea la luxación del disco intervertebral; esta situación produce más sintomatología (*véase* advertencia, inferior). Con frecuencia, la relajación de la musculatura vertebral es suficiente para permitir que las carillas recuperen la alineación. Puede conseguirse mediante el ajuste directo de las articulaciones. El problema se localiza en los cuerpos etéreo y físico.
Los tratamientos que actúan directamente en este nivel son los de las clases 1 y 2.

ADVERTENCIA

Si nota debilidad o entumecimiento en alguna extremidad, o problemas para defecar u orinar, acuda a su médico. Su dolor puede obedecer a una causa subyacente más seria.

TRATAMIENTOS CONVENCIONALES

El dolor de espalda es una de las causas más comunes de debilidad y se trata de manera insatisfactoria en la medicina convencional. La mayoría de los problemas agudos de espalda desaparecen por sí mismos en un período de entre dos y seis semanas. Durante este período, los analgésicos, que pueden provocar desagradables o serios efectos colaterales, son el tratamiento habitual. Los problemas de espalda crónicos o recurrentes es posible que sean difíciles de tratar con éxito. Los cuidados básicos de la espalda y los analgésicos son el principal tratamiento.

La cirugía de la espalda y el tratamiento del dolor crónico constituyen, además, las últimas bazas terapéuticas.
La medicina convencional ha demostrado que otros métodos, como la quiropraxia, son mejores para aliviar el dolor de espalda que los métodos convencionales, pero no siempre se dispone de este tipo de tratamientos. Por estas razones, muchas personas se dirigen a las terapias complementarias en busca de ayuda.

Dolor crónico

Si ha seguido innumerables tratamientos para el dolor de espalda y en la actualidad se pregunta si algún día se verá libre de él, sea cual sea el problema inicial, en este momento tal vez sufre un dolor originado directamente por la irritación de los nervios.

4

 ▶ ▶ ▶ ¿Tiene más de 40 años y se le ha realizado una radiografía de la columna vertebral que «explica» su dolor de espalda?

▼

SÍ

▼

Discuta con su médico lo que realmente significan estos resultados. Las indicaciones de artritis, pérdida de espacio interarticular y los signos degenerativos son habituales, tanto en las personas que sufren dolor de espalda como en aquellas que no. Incluso con una radiografía así, puede no presentar ningún tipo de dolor. El dolor se debe a los nervios y a la contracción muscular más que a los problemas óseos. Pueden ayudar los tratamientos en los cuerpos etéreo y físico. *Considere las terapias de las clases 1, 2 y 6. Los métodos de la clase 4 también actúan a este nivel y conllevan una disciplina para mantener la espalda fuerte y flexible, lo que disminuye la tendencia al dolor recurrente.*

5

▶ **NO** ▶ ¿Qué postura adopta? ¿Tiene una espalda excepcionalmente larga o una curvatura exagerada en la cintura o la nuca? ¿Son poco marcadas las curvaturas de la cintura y la nuca? ¿Tiene los hombros asimétricos?

▼

SÍ

▼

Todas ellas son alteraciones de las curvaturas y simetrías naturales de la columna. Asimismo, con el tiempo, los problemas de espalda crean sus propias alteraciones, lo que produce un círculo vicioso de alteración y dolor. Mejorar su postura puede constituir una gran diferencia. La postura no es sólo una alteración de los niveles físico y etéreo, sino que suele afectar al cuerpo emocional. *Las terapias de las clases 1 y 2 ayudan a aliviar el dolor y a mejorar la postura; pero si existe un componente emocional, los métodos de la clase 6, e incluso los psicoterapéuticos de la clase 11, son eficaces. Para mantener y reforzar la postura, consulte las técnicas de la clase 4.*

6

▶ **NO** ▶  ¿Realiza ejercicios de pesas?

▼

SÍ

▼

El desarrollo desigual de la masa muscular puede alterar la columna e irritar los nervios espinales: causa del dolor. *Las terapias de las clases 1, 2 y 6 pueden aliviar este dolor en el nivel físico y etéreo. Las técnicas de la clase 4, que desarrollan el equilibrio y la flexibilidad necesarios para su entrenamiento con pesas, contribuirán a prevenir que este problema aparezca de manera recurrente.*

▶ **NO** ▶

vaya a la página siguiente

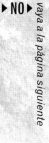

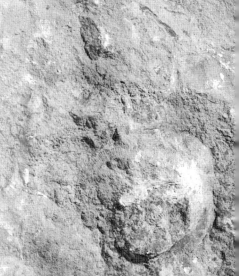

DOLOR DE ESPALDA Y CUELLO/2

7

¿Siente que:
● está abrumado por las responsabilidades?
● no le apoyan en aquello que hace?
● carga con gran parte de su vida o de otras personas?

▼
SÍ
▼

Todas estas sensaciones son respuestas al estrés y se relacionan sobre todo con el papel de la columna, tanto en el cuerpo emocional como en el cuerpo físico. Su dolor de espalda puede ser la «representación» de sus sensaciones. El cuerpo emocional afecta a los cuerpos etéreo y físico, por lo que serán útiles los tratamientos que actúen en este nivel.
Considere las terapias de la clase 6. Éstas son capaces de acceder al cuerpo emocional y ayudar a liberar los niveles energéticos bloqueados. La psicoterapia de la clase 11 también es eficaz, junto con las terapias de las clases 1 y 2. De forma conjunta ayudan a liberar la energía del cuerpo etéreo, hacen emerger las emociones reprimidas y contribuyen a la relajación y al cambio de actitudes, para que sea capaz de tratar el estrés de una manera más sana. Asimismo, los métodos de las clases 3 y 12 son beneficiosos, ya que alinean todos los cuerpos sutiles con el cuerpo causal.

▶ **NO** ▶ **8**

¿Además del dolor de espalda, sufre de numerosos síntomas banales, para ninguno de los cuales su médico tiene una verdadera solución?

▼
SÍ
▼

Puede padecer una alergia alimentaria.
Véase *la ficha* Intolerancias alimentarias *(pág. 180).*

▶ **NO** ▶ **9**

¿Tiene problemas para dormir o falta de energía, y la vida se le hace tediosa o le supone un intenso esfuerzo?

▼
SÍ
▼

El dolor de espalda crónico puede causar estos síntomas de depresión, pero en ocasiones ésta es el problema principal. Sea cual sea el problema original, la resolución de la depresión puede ser la vía para ayudar a aliviar el dolor de espalda.
Véase *la ficha* Depresión *(pág. 136).*

◀ ◀ ◀ ◀ ◀ ◀ ◀ ◀ ◀ ◀ ◀
▼

Si ha llegado al final de esta ficha sin haber encontrado un enfoque que le ayude a solucionar su dolor de espalda, visite nuevamente a su médico. Puede suceder que su dolor de espalda sea secundario a otro trastorno, como un problema ginecológico o digestivo, en cuyo caso será necesario seguir investigando.

▶ **NO** ▼
▼
▼
▼
▼
▼
▼
▼
▼
▼
▼
▼
▼
▼
▼
▼

véase inferior

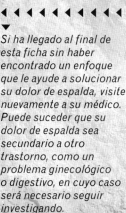

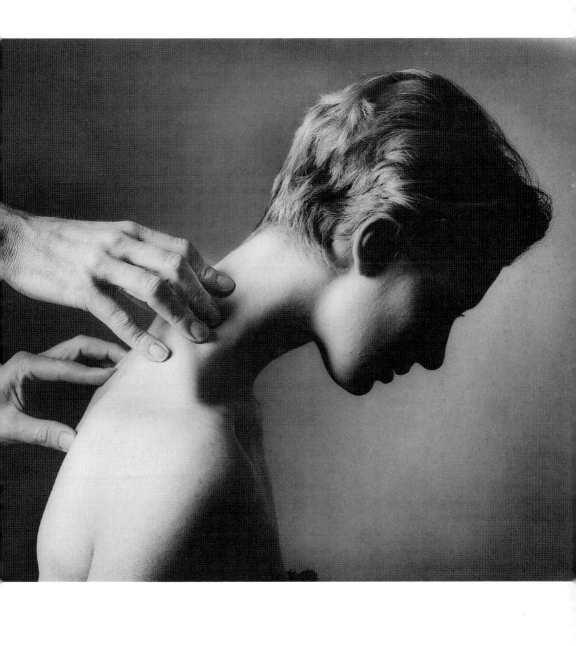

ARTRITIS Y REUMATISMO/1

 ▶ **NO** ▶ ▶ **NO** ▶ ▶ **NO** ▶ ▶ ▶ ▶

1

¿Es usted una mujer con síntomas menopáusicos?

▼

SÍ

▼

Los dolores inespecíficos pueden ser un síntoma menopáusico.
Véase *la ficha*
Menopausia *(pág. 167)*.

2

¿Además de su artritis o reumatismo, presenta otros síntomas no relacionados entre ellos?

▼

SÍ

▼

Si no ha consultado con su médico, hágalo antes de seguir la consulta de esta ficha. Si su médico no es capaz de realizar un diagnóstico, puede que sufra una intolerancia alimentaria.
Véase *la ficha*
Intolerancias
alimentarias *(pág. 180)*.

3

¿Sufre de diversos dolores que atribuye al proceso de envejecimiento?

▼

SÍ

▼

Esto es muy habitual y, con frecuencia, viene acompañado de pérdida de flexibilidad y tono. Al envejecer, el ejercicio adquiere cada vez más importancia para mantener el tono y la flexibilidad.
Las disciplinas que ayudan a conseguir y mantener este objetivo son las de la clase 4. Éstas actúan tanto a nivel físico como etéreo. También contribuyen a mejorar la utilización del cuerpo. Asimismo, las técnicas de la clase 6 son eficaces. El aumento del tono, la flexibilidad y la eficacia del cuerpo es posible que alivien los síntomas artríticos. En ocasiones, los cambios dietéticos, las plantas medicinales o los suplementos alimentarios pueden aliviar el dolor. Considere, además, el enfoque de la clase 14. Éste ayuda a nivel etéreo y físico.

▶ ▶ ▶ ¿En el pasado, sufrió una ▶ **NO** ▶
lesión en la articulación
afectada hoy de artrosis?

▼

SÍ

▼

La lesión en una articulación la
predispone a lesionarse en el
futuro. Parte de ello se debe a
la alteración de la función no
sólo de la articulación, sino
del resto del sistema músculo-
esquelético.
*Las terapias que
contribuyen a la
realineación del sistema,
como las de las clases 1, 2
o 6, pueden colaborar a
restablecer el equilibrio
muscular en el organismo.
Con ello, puede aliviarse
el estrés de la articulación
afectada. Este tratamiento
actúa principalmente en
los niveles etéreo y físico.*

¿El reumatismo o la
artritis son frecuentes
en su familia?

▼

SÍ

▼

Es probable que tenga una
tendencia innata a la artrosis.
La curación energética puede
afectar esta tendencia, al
trabajar sobre todo con el
cuerpo etéreo. En éste se
encuentra la carga genética.
*Son útiles las terapias
de soporte físico que
incluyen dieta, plantas
medicinales y/o
suplementos. Fíjese en las
terapias de las clases 2, 8
y 14, capaces de ayudar al
cuerpo etéreo.*

▶ **NO** ▶ ¿Tiene dificultad para
expresar sus emociones,
sobre todo la ira, o siente
resentimiento por tener
demasiado trabajo?

▼

SÍ

▼

El cuerpo físico puede
«representar» sensaciones
internas.
*Si cree que éste puede ser
su problema, considere
una terapia de la clase 6,
que utiliza el cuerpo para
acceder y liberar estas
sensaciones. Si le resulta
difícil expresarse, pruebe
con una terapia de la clase
5 que le ayudará a expresar
estos sentimientos
de un modo creativo.
Las terapias de la clase 7
también liberan las
emociones bloqueadas.
Si le gusta trabajar con su
mente, las psicoterapias
de la clase 11 pueden ser
las adecuadas. Si el
resentimiento y el perdón
constituyen el problema,
adopte las terapias de la
clase 3.*

▶ **NO** ▶
vaya a la página siguiente

ARTRITIS Y REUMATISMO/2

¿Se ha hecho un
diagnóstico específico
de su artritis, como
artritis reumatoide
o gota?

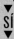

SÍ

Estos tipos de artritis son
enfermedades por sí mismas y
pueden precisar un tratamiento
convencional para limitar el
deterioro articular. No obstante,
la curación energética puede ser
muy beneficiosa en estos casos.
*Céntrese en las terapias
de las clases 2, 8 y 14, que
provocan un intenso
efecto sobre el cuerpo
etéreo, donde primero se
manifiesta la enfermedad.*

▶ **NO** ▶ Si no encuentra directrices
útiles en esta ficha, acuda a su
médico para asegurarse de que
el problema se limita a la artritis
o al reumatismo. Una vez hecho
esto, considere las terapias
de las clases 2, 8 y 14, que
acostumbran a mejorar la
situación mediante su acción
sobre el cuerpo etéreo. Si esta
actuación no funciona, sus
síntomas pueden indicar la
necesidad de mirar más
profundamente en su vida.
*Tal vez sea necesario un
cambio importante de
consciencia. Las terapias
de las clases 3, 11 o 12,
que pueden conectarle con
mayor profundidad con
su Yo causal, pueden ser
eficaces para conseguirlo.*

TRATAMIENTOS CONVENCIONALES

Algunas clases de artritis, como la
artritis reumatoide o la gota, disponen
de una serie de tratamientos médicos
que pueden mejorar la calidad de vida
de la persona, aunque en realidad no
curen la enfermedad. El tratamiento
de la forma más habitual de artritis, la
osteoartrosis, es casi exclusivamente
analgésico. La baza principal para el
tratamiento de la artritis es la
utilización de fármacos analgésicos,
en particular antiinflamatorios no
esteroideos, como el ibuprofeno. Otros
tratamientos incluyen los corticoides,
que se inyectan en la zona de máximo
dolor de la articulación.

Por desgracia, todos los fármacos
pueden producir efectos secundarios,
algunos de los cuales pueden ser
graves; y determinados analgésicos,
como los preparados que contienen
codeína, también pueden ser
adictivos. La cirugía, como la prótesis
de cadera, es posible que sea útil al
reemplazar una articulación muy
deteriorada, pero este tipo de
operaciones requieren una intensa
rehabilitación. Esto puede constituir
un problema en los pacientes de más
edad. Por estas razones, muchas
personas acuden a la curación
energética en busca de ayuda.

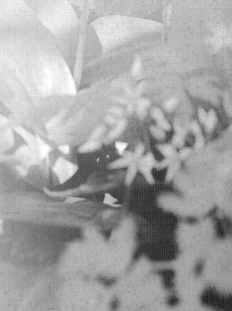

SÍNDROME PREMENSTRUAL/1

El término «síndrome premenstrual» (SPM) incluye más de 150 síntomas, que aparecen regularmente en el mismo momento del ciclo y desaparecen una vez cesa la menstruación. Se cree que la causa es un desequilibrio de la progesterona y los estrógenos.

a) ¿Es el ansia de comer el principal problema de su síndrome premenstrual? ▶**NO**▶▶▶▶▶▶▶▶▶▶▶▶▶▶▶▶

 SÍ

b) ¿Ha probado la dieta anti-SPM (*véase* pág. 160) durante 12 semanas? ▶**NO**▶ Pruebe la dieta durante 3 meses y, después, utilice de nuevo esta ficha.

 SÍ

Su ansiedad por la comida puede ser parte de un patrón adictivo. *Consulte la ficha* Adicciones *(pág. 141). Si dicha ficha no le es de ayuda o no es apropiada, retome ésta.*

a) ¿Realiza ejercicio físico (como mínimo caminar rápidamente durante 30 minutos) tres veces a la semana? ▶**NO**▶

SÍ

b) ¿Tiene sobrepeso? ▶**NO**▶

 SÍ

El sobrepeso empeora el SPM. Necesita seguir un programa de pérdida de peso lento pero constante. La reducción del peso puede restablecer el equilibrio hormonal. Siga esta ficha para determinar si existen otros factores que contribuyan a su síndrome premenstrual. Compare su dieta con la dieta anti-SPM (*véase* pág. 160) y, si existen discrepancias, pruébela durante 12 semanas.

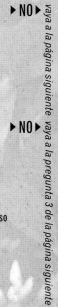

vaya a la página siguiente vaya a la pregunta 3 de la página siguiente

TRATAMIENTOS CONVENCIONALES

La medicina convencional no cuenta con un tratamiento definitivo para el SPM e intenta soslayar su existencia. Si el problema se debiera simplemente a un desequilibrio hormonal, la utilización de la píldora anticonceptiva o de progesterona o estrógenos debería ser de ayuda. Para algunas personas así es, pero es casi más probable que estos tratamientos provoquen síntomas premenstruales en lugar de aliviarlos.

En ocasiones, para la retención de líquidos, se prescriben diuréticos y, para los síntomas de ansiedad y depresión, al final se utilizan antidepresivos y tranquilizantes. Esta forma de emplear los fármacos para tratar el SPM es un enfoque muy superficial y no libre de efectos secundarios; por este motivo, muchas pacientes y un número creciente de médicos convencionales buscan otros métodos terapéuticos. Por ejemplo, el aceite de onagra se ha convertido en un tratamiento estándar para la sensibilidad mamaria cíclica, y muchos médicos intentan la utilización de altas dosis de vitamina B6 para aliviar los síntomas mentales. Este enfoque terapéutico, cada vez más aplaudido, del SPM, así como lo común del trastorno, provoca que un gran número de mujeres haya probado algún tipo de tratamiento complementario. La aplicación de medidas dietéticas y suplementos nutricionales se ha hecho popular y puede proporcionar buenos resultados.

SÍNDROME PREMENSTRUAL/2

▶ ▶

▶ ▶ ▶ a) ¿Sus síntomas le hacen ▶ **NO** ▶ sentir que su estilo de vida o su situación familiar es insoportable?

▼

SÍ

▼

b) ¿Sigue sintiéndose ▶ **NO** ▶ así, aunque en menor grado, una vez ha pasado el SPM?

▼

SÍ

▼

vaya a la pregunta 4 (página siguiente)

El SPM es una indicación en su subconsciente de que algo va mal.
Un enfoque psicoterapéutico, como lo es una terapia de la clase 11, puede ayudarle a revelar completamente qué es lo que no funciona en su forma actual de vivir, y le permitirá expresar sus sentimientos con mayor libertad. Estas terapias acceden a los cuerpos mental y emocional, y la energía liberada se filtra hacia los cuerpos etéreo y físico. Asimismo, pueden ayudarle a conectar con su cuerpo causal. Las terapias de la clase 3 contribuyen al alineamiento de los cuerpos sutiles. Las técnicas de meditación de las clases 4 y 12 contribuyen, además, a conseguir dicho alineamiento y a restablecer la conexión con el cuerpo causal.

▶ La falta de ejercicio puede empeorar el SPM. Durante los próximos 3 meses, aumente su actividad física (como mínimo 30 minutos de caminar rápido 3 veces por semana). Algunas terapias combinan el ejercicio físico con el trabajo de los cuerpos sutiles. Esta combinación puede ser especialmente útil.
Las terapias de la clase 4 comportan ejercicio físico pero, al mismo tiempo, liberan y alinean todos los cuerpos sutiles. Las terapias de la clase 5 suponen más ejercicio liberador y también estimulan en gran medida la conexión con el cuerpo emocional. Con ello, se consigue eliminar los problemas emocionales bloqueados, que se filtran a los cuerpos físico y etéreo. Si estas terapias no le atraen o no funcionan, siga la ficha.

Dieta anti-SPM de 12 semanas

Pruebe esta dieta durante 3 ciclos, o sígala en combinación con un tratamiento de base energética. Los cambios dietéticos actúan en el cuerpo físico para afectarlo primariamente, pero estos cambios pasan a los cuerpos sutiles. La claridad mental y la estabilidad emocional pueden verse afectadas por los cambios dietéticos, y las personas con poderes psíquicos son capaces de ver los cambios en el aura provocados sólo por los cambios dietéticos. Así, a algunos niveles, los «tratamientos» en apariencia físicos

afectan, además, a los cuerpos sutiles.
● Limite el consumo de cafeína, sal, azúcar, carnes rojas, grasas, alcohol y lácteos.
● Si fuma, deje de hacerlo.
● Aumente el aporte de fibra, siendo el objetivo 5 raciones diarias de verduras, ensaladas o frutas.
● Coma regularmente.
● No escatime las proteínas. No se necesitan en grandes cantidades, pero muchas mujeres no ingieren las suficientes.

a) ¿Siente que dispone del tiempo suficiente para usted misma?

▶ **NO** ▶ b) ¿Siente que no recibe el suficiente contacto físico o atención?

▶ **NO** ▶ c) ¿Ha perdido sus impulsos creativos o su capacidad para «jugar»?

▶ **NO** ▼

SÍ
▼

SÍ
▼

SÍ
▼

El contacto físico y el dejarse cuidar es esencial para el bienestar. Nuestros cuerpos físico, etéreo y emocional se alteran energéticamente cuando no los reciben.
Las terapias tipo masaje de la clase 1, el shiatsu y la reflexología de la clase 2, y las terapias de la clase 6 pueden ayudar a liberar la tensión del cuerpo etéreo y las emociones bloqueadas en el cuerpo emocional. También las técnicas de imposición de manos de la clase 3 pueden contribuir mediante la realineación de los cuerpos sutiles.

La creatividad y el juego restituyen de forma natural el equilibrio energético en los cuerpos sutiles. Concédase tiempo para estimular y renovar su creatividad.
Las terapias de la clase 5 pueden ser muy beneficiosas. Utilizan el cuerpo físico para aumentar y equilibrar el flujo de energía, en especial en los cuerpos emocional y etéreo.

vaya a la pregunta 5 (inferior)

¿Los síntomas de su SPM sustituyen a una menstruación dolorosa o difícil, o son posteriores a un parto? ¿O ha sufrido el SPM siempre, desde que tuvo la menarquia?

▶ **NO** ▶ ¿Los síntomas de su SPM son eminentemente físicos, como la hipersensibilidad mamaria?

▶ **NO** ▶ ¿Está próxima a la menopausia?

▶ **NO** ▶

SÍ
▼

Véase ★ derecha.

SÍ
▼

★ Los cambios en el equilibrio hormonal pueden haber desencadenado el SPM. Las hormonas afectan a los cuerpos etéreo y físico.
Los tratamientos que actúan a estos niveles son útiles, por ejemplo las terapias de las clases 2, 8 y 14.

SÍ
▼

Los síntomas del SPM es posible que se confundan con los síntomas perimenopáusicos. *Véase* la ficha Menopausia (pág. 167).

vaya a la pregunta 8a (página siguiente)

SÍNDROME PREMENSTRUAL/3

a) ¿Encuentra fácil entrar en contacto con sus sentimientos?

▶ NO ▶ ▶ ▶ ▶ ▶ ▶ ▶ ▶ ▶ ▶ ▶ ▶ ▶ ▶ ▶ ▶ El SPM puede ser el resultado final de un bloqueo energético en el cuerpo emocional. Serán útiles los tratamientos que contribuyan a aclarar este punto y liberar las emociones.

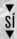

SÍ

Los métodos de la clase 5, 6 y 7, que actúan en el cuerpo físico para acceder al cuerpo emocional, pueden ser eficaces y no es necesario que razone sobre su estado emocional. Las terapias de la clase 11 también son útiles, aunque enfocan el problema desde el punto de vista psicológico.

b) ¿Su SPM apareció en los meses posteriores a un cambio de casa o de dormitorio? ¿O ha redecorado una habitación principal de su casa, en especial el dormitorio?

▶ NO ▶ Si a partir de esta ficha no es capaz de encontrar una causa que explique la sintomatología de su SPM, confirme de nuevo con su médico que los síntomas son debidos a un SPM. Por otra parte, pruebe una terapia de las clases 2, 8 y 14, que trabajan sobre el cuerpo etéreo. Las hormonas tienen un efecto a este nivel, por lo que es posible reequilibrarlas. Si no funciona, observe en su interior con mayor profundidad para encontrar qué representa su SPM, en referencia a su sistema de valores y su cuerpo mental. El problema puede residir en la dificultad que presenta para realizar cambios en sus creencias, que evitan los cambios profundos en su consciencia. Éstos tienen el potencial de afectar tanto a los cuerpos sutiles como al cuerpo físico. Las terapias que con mayor probabilidad le ayudarán en este proceso son aquellas que permiten la conexión con el cuerpo causal. Las terapias de las clases 3, 7, 11 y 12 son particularmente útiles en este proceso.

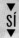

SÍ

Estos cambios pueden haber alterado su relación con el entorno a un nivel sutil. El ambiente y los colores influyen sobre los campos energéticos del organismo.
Si el traslado a una nueva casa ha desencadenado el problema, considere los tratamientos de las clases 9 o 13. Éstos contribuyen a la neutralización de los efectos que el entorno ejerce sobre sus cuerpos etéreo y emocional, que se ven más afectados por estas energías. La cromoterapia de la clase 10 también puede ayudar a elegir los esquemas cromáticos más adecuados.

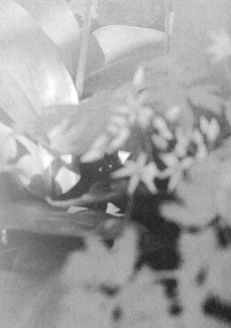

PROBLEMAS MENSTRUALES/1

 1

¿Le ha dicho su médico que existe una explicación estructural para sus síntomas?

▼
SÍ
▼

Véase *el recuadro de Consejos generales (pág. 164) y siga el consejo de su médico.*

▶ **NO** ▶

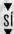 **2**

¿Están asociados sus problemas menstruales con la sintomatología de la tensión premenstrual?

▼
SÍ
▼

Véase *la ficha* Síndrome premenstrual, *pág. 159.*

▶ **NO** ▶

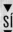 **3**

¿Su menstruación ha sido siempre dolorosa y difícil desde la menarquia?

▼
SÍ
▼

Esto es debido a que el ciclo hormonal activado en la menarquia no ha conseguido establecerse con un patrón equilibrado. Puede ser útil un método que afecte al cuerpo etéreo.
Considere una terapia de la clase 2, 8 o 14.

▶ **NO** ▶

vaya a la página siguiente

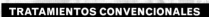
TRATAMIENTOS CONVENCIONALES

Si se ha encontrado una causa específica, como los miomas o la endometriosis, la medicina convencional empleará tanto los fármacos como la cirugía para su tratamiento.

En otros tiempos, se utilizaba a menudo la histerectomía para eliminar los problemas menstruales. Con ello, se consigue acabar con el problema, pero también con la capacidad para tener hijos y, para algunas mujeres, el sentimiento de feminidad. Este tipo de tratamiento radical para un trastorno benigno se utiliza cada vez menos y hay una mayor tendencia al tratamiento farmacológico. Las hormonas sexuales, como la píldora anticonceptiva, y la progesterona, en forma de comprimidos o espiral de progesterona, son especialmente útiles. El fármaco antiinflamatorio ácido mefenámico se emplea en la menstruación dolorosa y en la hemorragia abundante y también pueden ayudar los nuevos fármacos que afectan a la coagulación sanguínea.

No obstante, es posible que existan problemas con los efectos secundarios, y los tratamientos no son curativos en la mayoría de los casos. Tal vez constituya una excepción el uso de los anticonceptivos orales para el dolor menstrual en la adolescencia y en la endometriosis.

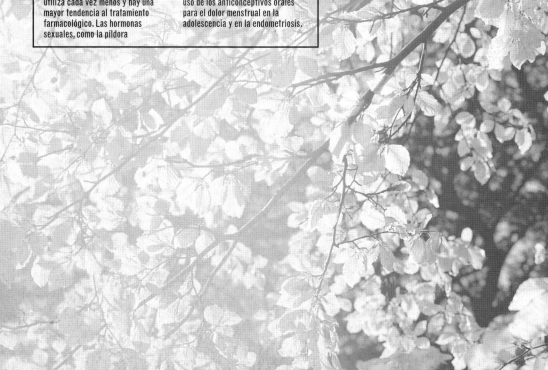

PROBLEMAS MENSTRUALES/2

¿Sabe o sospecha que podría haber sufrido un trauma sexual en su infancia?

SÍ

Es un ámbito muy complicado y precisa de una atención muy especializada. Quizás se haya visto afectado el cuerpo emocional y, de ahí, puede filtrarse a los cuerpos etéreo y físico.
Las técnicas psicoterapéuticas de la clase 11 constituyen un buen enfoque. Éstas pueden combinarse con las técnicas de la clase 3, que contribuyen a equilibrar todos los cuerpos sutiles.

 ► NO ► ¿En su familia son frecuentes las reglas dolorosas y/o abundantes?

SÍ

Puede tratarse de una tendencia hereditaria, probablemente localizada en el cuerpo etéreo. *Las terapias que actúan ante todo en el nivel etéreo, como las de las clases 2 y 8, pueden ser útiles. También son adecuadas las terapias de la clase 14.*

 ► NO ► ¿Se acerca a la menopausia?

SÍ

La alteración del equilibrio hormonal que precede a la menopausia altera con frecuencia el ciclo menstrual. Véase *la ficha* Menopausia *(pág. 167) para informarse sobre la autoayuda y los consejos propios de esta etapa.*

► NO ► ► ► ►

Consejos generales

En las adolescentes, la menstruación dolorosa o abundante es por lo general de causa hormonal. Pero a medida que la mujer envejece, es más probable que se trate de una causa física, que puede detectarse con un examen físico. Es muy importante que visite a su médico antes de utilizar esta ficha. No obstante, si se encuentra una causa física, puede seguir con la ficha, porque muchas de las causas físicas de hemorragia o dolor tienen una causa hormonal subyacente, que es posible influir con las terapias de base energética. Su médico descartará la anemia, probable consecuencia de las menstruaciones abundantes. Pero no inicie un tratamiento con suplementos de hierro sin realizar previamente un análisis de sangre, ya que el aporte de hierro, cuando no es necesario, puede alterar la absorción de otros minerales.

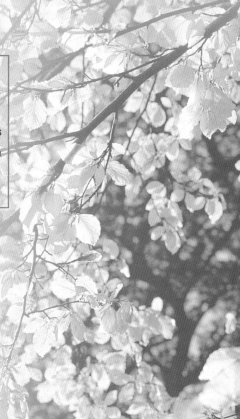

▶ ▶ ▶ ¿Su menstruación se ha hecho dolorosa o más abundante desde el parto?

▼

SÍ
▼

Vaya a la pregunta 8.

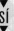

▶ NO ▶ ¿El parto fue traumático o, además, le quedó a usted dolor de espalda, cefaleas o dolores en las piernas?

▼

SÍ
▼

El trauma del parto quizás haya alterado la alineación de la pelvis. Este hecho puede representar algo físico que interrumpe el libre flujo de energía en el cuerpo etéreo, lo que altera la función hormonal normal.
Una terapia de la clase 1, que trabaja tanto en el cuerpo físico como en el etéreo puede ser beneficiosa. Ésta puede combinar bien con las terapias de las clases 2 y 3, que actúan directamente sobre el cuerpo etéreo.

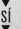

▶ NO ▶ ¿Siente que ha disfrutado de tiempo suficiente y atención para sí misma desde el nacimiento de su hijo?

▼

SÍ
▼

El embarazo, el parto y la lactancia implican complejos cambios en el equilibrio sutil de las hormonas. Éstos afectan tanto al cuerpo etéreo como al físico. Puede que no se haya adaptado tan bien como debiera a todos estos campos.
Pruebe una terapia de las clases 2, 8 o 14, que actúan sobre el cuerpo etéreo, para ayudar al reequilibrio hormonal.

Vaya a la pregunta 10 (página siguiente).

◀ ◀ ◀ ◀ ◀ ◀ ◀ ◀ ◀ ◀ ◀ ◀ ◀
▼

Aunque es probable que la alteración hormonal sea la causa de la alteración en el nivel físico, el problema se localiza en el cuerpo emocional. Esta parte del cuerpo sutil responde muy bien al tacto, al igual que el cuerpo etéreo.
Pruebe una agradable terapia orientada al tacto, como el masaje o la aromaterapia de la clase 1, o bien una terapia de la clase 6. Las técnicas de la clase 3, aunque más sutiles, también pueden ser útiles.

Vaya a la pregunta 10 (página siguiente).

▶ NO ▼
▼
▼
▼
▼
▼
▼
▼
▼
▼
▼
▼
▼
▼
▼
▼
▼

véase inferior

10

¿Sus problemas menstruales son posteriores a una lesión de espalda, cuello o cabeza?

SÍ

Puede tratarse de un problema estructural en la pelvis, que altera el flujo de energía en el cuerpo etéreo. La causa puede ser su lesión.
Pruebe una terapia de la clase 1, que actúa directamente a nivel físico, pero también influye sobre el cuerpo etéreo.

11

▶**NO**▶ ¿Además de la menstruación difícil, sufre dolor de espalda o de piernas?

SÍ

En su pelvis puede existir un bloqueo energético en el nivel etéreo. De manera subyacente, tal vez exista un problema estructural que puede requerir un tratamiento convencional.
Sin embargo, las terapias que actúan tanto a nivel etéreo como a nivel físico pueden ser beneficiosas. Considere una terapia de las clases 1, 2 o 6.

12

▶**NO**▶ ¿Sus problemas menstruales aparecieron a partir de un cambio de casa o de dormitorio?

SÍ

El sistema hormonal es muy sensible a los cambios sutiles en el entorno. Es posible que sufra algún tipo de alteración en él.
Para corregirlo tenga en cuenta las técnicas de las clases 9, 10 o 13. Éstas son capaces de influir sobre las energías sutiles de su entorno y de protegerle contra sus efectos.

▶**NO**▼ *véase inferior*

◀ ◀ ◀ ◀ ◀ ◀ ◀ ◀ ◀ ◀ ◀ ◀

Si no es capaz de encontrar una causa, acuda a su médico para descartar la existencia de una causa física. De no ser así, pruebe una terapia de las clases 2, 8 o 14, que trabajan con el cuerpo etéreo. Las hormonas tienen efecto sobre éste y pueden ser reequilibradas a este nivel. Si esto no funciona, mire en su interior para hallar lo que representa su problema respecto a su sistema de valores y su cuerpo mental. Puede que tenga dificultades para llevar a cabo un cambio en sus valores, y permitir así un cambio más profundo en la consciencia. Éstos pueden afectar a los cuerpos sutiles y físico. Considere las terapias que le ayudan a conectar con su cuerpo causal. Son útiles las terapias de las clases 3, 7, 8, 11 y 12.

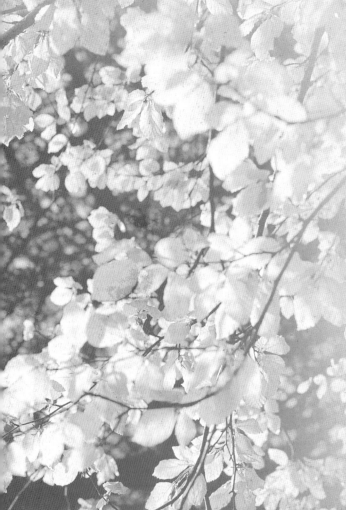

MENOPAUSIA/1

La menopausia no es una enfermedad, aunque en la sociedad occidental ha sido considerada como tal durante siglos. Más del 89 % de las mujeres presentan síntomas importantes (*véase* recuadro, pág. 169). Como media, la meno-

pausia se manifiesta a los 52 años, aunque puede producirse a partir de los treinta y, muy raramente, antes. No todos los cambios de la menopausia son de causa hormonal (por ejemplo, el aumento de peso y el envejecimiento).

1

¿Su principal preocupación son los trastornos físicos de la menopausia?

SÍ

▶ **NO** ▶ **2**

¿Está contenta con su estilo de vida y disfruta de ésta, pero los cambios de humor y/o la memoria y la concentración son un problema?

SÍ

Estos síntomas son un efecto directo sobre su cuerpo físico de las fluctuaciones en los niveles de estrógenos que preceden a la menopausia. Estos síntomas empiezan en el período perimenopáusico y desaparecen después de la menopausia. Este período dura de media unos dos años. Puede considerarse el tratamiento hormonal sustitutorio (THS), pero, si no puede tolerarlo, o desea un enfoque más natural, la fitoterapia y los suplementos nutricionales pueden ayudar en los niveles físico y etéreo (*véase* el recuadro *Dieta y menopausia*, pág. 169).
En un estadio ante todo energético, los tratamientos que actúan sobre el cuerpo etéreo son útiles. Considere una terapia de las clases 2 u 8. Los métodos de la clase 14 también tienen en cuenta las medidas físicas de apoyo. No existe razón alguna para no combinar varios de estos enfoques.

▶ **NO** ▶ **3**

¿Son frecuentes en su familia la cardiopatía isquémica, los accidentes vasculares cerebrales (AVC) o la osteoporosis? ¿O padece diabetes o una enfermedad crónica, como la artritis reumatoide, por la que ha sido sometida a un prolongado tratamiento con corticoides?

SÍ

La comprensión actual del THS indica que su uso mantiene la protección natural contra la cardiopatía isquémica y una posible osteoporosis. Por desgracia, esto sólo es así mientras se sigue el THS. Si se encuentra dentro de este grupo «de riesgo», intente la aplicación de cambios en su estilo de vida y su dieta para contribuir a la protección contra estas enfermedades. Su médico le puede informar. Los métodos de curación energética pueden resultar muy útiles.
Las terapias de las clases 2 y 8 actúan sobre el cuerpo etéreo y, a través del mismo, pueden afectar al cuerpo físico. Las terapias de la clase 4, especialmente el yoga y el tai chi, son excelentes para mantener el estado físico y la salud hasta la vejez. Actúan a todos los niveles del cuerpo sutil.

▶ **NO** ▶ *vaya a la página siguiente*

MENOPAUSIA/2

¿Sufre una pérdida de autoestima, no le gusta su aspecto, han disminuido sus apetencias sexuales o siente que ha pasado toda su vida dedicada a ser madre y no ha tenido tiempo para nada más?

▼

SÍ
▼

Los cambios externos provocan un efecto mayor sobre usted de lo que realmente son. Es improbable que los demás noten estos cambios. Está reaccionando a la menopausia como sí se tratara de una pérdida, cuando no es más que el paso a una etapa diferente de la vida.
Véase *también* ★ *derecha.*

▶ NO ▶ ¿Cree, o le gustaría creer, que la menopausia significa el final de una vieja manera de vivir y el comienzo de una nueva etapa?

▼
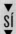
SÍ
▼

★ Tras la menopausia, se produce un cambio en la naturaleza de la creatividad de la mujer. La mujer consigue la libertad para ser creativa por derecho propio y puede utilizar la sabiduría acumulada durante sus años fértiles. Para la mujer sin hijos, esta creatividad se halla con frecuencia en su lugar y a punto, pero la menopausia la pone en sus manos. Esto puede experimentarse como una inmensa sensación de «estar viva».
Pruebe un tipo de terapia que despierte sobre todo la sensación de felicidad e investigación. Los tratamientos tipo masaje de la clase 1 restablecen la conexión entre los cuerpos físico y sutiles. El shiatsu y la reflexología (clase 2) también son beneficiosos. Las terapias de la clase 3 actúan de forma similar, pero más

▶ NO ▶ ▶ ▶ ▶ ▶ ▶ ▶ ▶ ▶ ▶ ▶ ▶ ▶ ▶ ▶ ▶ ▶ ▶ ▶

sutilmente y con menos énfasis en el nivel físico. Si le gustan, los métodos de la clase 4 son excelentes; pero para muchos la libertad de expresión de los métodos de la clase 5 abre el cuerpo emocional de una manera diferente. Los métodos de la clase 7 provocan un efecto similar. Las terapias de la clase 10, en especial la cromoterapia, constituyen un buen enfoque para enfrentarse a los problemas relacionados con el aspecto. Si prefiere trabajar en el terreno psicológico, en general son adecuadas las terapias de la clase 11. El trabajo de tipo chamánico es muy efectivo durante la menopausia. La meditación de la clase 12 constituye otra vía para mantener abierta la conexión con el cuerpo causal, y aporta la sensación de sentirse vivo.

TRATAMIENTOS CONVENCIONALES

Recientemente se ha producido un auge del tratamiento hormonal sustitutorio (THS). En muchos casos elimina los molestos síntomas. Las investigaciones médicas indican que los síntomas se deben a las oscilaciones y posterior caída de los estrógenos. Parece ser que los estrógenos protegen frente a la cardiopatía isquémica, los AVC y la osteoporosis. La parte negativa reside en que favorecen algunos tipos de cáncer. Otro problema es que el efecto del THS sólo dura mientras se mantiene la terapia. Existe una gran polémica sobre cuáles son los verdaderos beneficios y riesgos, cuáles son las alternativas válidas y, en todo caso, si es necesario tratar un proceso no patológico. Además, para algunos, los efectos secundarios del THS son peores que los síntomas menopáusicos.

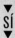

▶ ▶ ▶ ¿Siente que se ha distanciado de su pareja y/o familia, o siente que ha perdido la ambición o el entusiasmo por su trabajo o intereses?

SÍ

Se trata más de la crisis de la mediana edad que de un síntoma de la menopausia. Es posible que su pareja sienta lo mismo. No significa que necesite una nueva relación, un nuevo trabajo o nuevas actividades. Lo más importante es descubrir una nueva manera de relacionarse con estos aspectos de su vida. También es posible que haya perdido contacto con quien es usted realmente. Este profundo sentimiento del Yo se localiza en su energía de estar viva y, si se bloquea, aparecerá el cansancio y la depresión.
Considere aquellas técnicas que ayudan al cuerpo causal; éste aumentará el flujo de energía a través de todos los otros cuerpos sutiles (por ejemplo, las clases 2, 3, 4, 5, 8, 11 y 12). Una necesidad habitual en esta etapa es la de un espacio propio. Esto requiere sólo un reajuste más que un cambio radical. El realineamiento de los cuerpos sutiles puede ayudarle a ver qué es lo que necesita para aclararse.

▶ **NO** ▶ ¿Ha consultado esta ficha porque cree que la menopausia es como mínimo un problema, si no una enfermedad?

SÍ

Quizás se haya adaptado de forma natural a este cambio y no profundiza más, pero no existe razón alguna por la que su cuerpo deba sufrir. Es beneficioso revisar los hábitos alimentarios y de ejercicio, ya que envejecer implica un aumento en la probabilidad de que aparezcan enfermedades degenerativas.
Las técnicas de la clase 4 son muy útiles para mantener una buena salud en la vejez, al igual que la meditación (clase 12).

▶ **NO** ▶ Puede que sus síntomas no tengan relación con la menopausia. Consulte a su médico, ya que tal vez exista otra causa para su malestar.

Síntomas de la menopausia

● Perimenopáusicos: sofocaciones, sudores nocturnos, alteraciones del sueño y cefaleas, variabilidad del estado de ánimo, ansiedad, irritabilidad, debilidad de memoria y falta de concentración, dolor.

● Postmenopáusicos: adelgazamiento de la mucosa vaginal, disminución de la libido, adelgazamiento generalizado de la piel, ablandamiento de las mamas.
● Postmenopáusicos «invisibles»: aumento del riesgo de cardiopatía isquémica y osteoporosis.

Dieta y menopausia

Dado que los síntomas perimenstruales son equivalentes a un período prolongado de SPM, la dieta anti-SPM (*véase* pág. 160) también es válida en este caso. Para muchas mujeres, las sofocaciones se desencadenan con la cafeína, el alcohol, el tabaco y las comidas muy condimentadas o picantes. Después de la menopausia, los huesos tienden a perder calcio y magnesio, pérdida que constituye la causa de la osteoporosis, de manera que estos nutrientes adquieren una especial importancia en la dieta. Los productos

lácteos son ricos en calcio, pero pueden causar otros problemas, como hipercolesterolemia y aumento de peso.
Los productos derivados de la soja y enriquecidos con calcio constituyen una alternativa. El calcio permite el funcionamiento óptimo del metabolismo del hueso y, así, se previene la osteoporosis, y la soja presenta una acción semejante a los estrógenos. Ambos hechos contribuyen a mejorar la sintomatología menopáusica y ofrecen protección contra el cáncer de mama.

TRASTORNOS ALIMENTARIOS/1

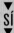

1

¿Sufre anorexia
o bulimia?

▼
SÍ
▼

Las terapias adecuadas para la
anorexia y la bulimia afectan
tanto a los cuerpos mental y
emocional como a los cuerpos
etéreo y físico. La enfermedad
parece residir en un falso
sistema de valores, con
frecuencia relacionado
con la apariencia física.
Las terapias de la clase 11,
que actúan a nivel
emocional y mental,
pueden ser útiles. Las
terapias como las de
las clases 2, 8 o 14, que
trabajan con los cuerpos
sutiles, pueden ser de
ayuda. Si encuentra
dificultad para expresar
sus sentimientos
verbalmente, las técnicas
de la clase 5 pueden ser de
utilidad.

2

▶**NO**▶ ¿Se ha encontrado
vomitando o tomando
laxantes o diuréticos
para seguir perdiendo
peso?

▼
SÍ
▼

Se trata de un grave síntoma
de anorexia o bulimia. Acuda
a su médico. Puede que
desee combinar el
tratamiento convencional
con las terapias complementarias.
Siga la ficha, encontrará más
consejos.

3

▶**NO**▶ a) ¿Sufre ansiedad por   ▶**NO**▶ ▶ ▶ ▶
la comida o atracones?

▼
SÍ
▼

b) ¿Sigue una dieta para ▶**NO**▶ ▶ ▶ ▶
perder peso?

▼
SÍ
▼

c) ¿Sus familiares y   ▶**NO**▶ ▶ ▶ ▶
amigos le dicen que no
sólo no tiene sobrepeso
sino que incluso está por
debajo de su peso?

▼
SÍ
▼

Puede sufrir de anorexia o
bulimia. Acuda a su médico.
De ser así, puede combinar el
tratamiento convencional con las
terapias complementarias. Siga
la ficha para obtener más
consejos.

Anorexia y bulimia

Son enfermedades potencialmente
mortales y requieren un tratamiento
profesional especializado. Debería
hablar con su médico sobre su
problema alimentario antes de
consultar esta ficha:
● Si su peso está por debajo de los
41 kg (mujer) o 51 kg (hombre).

● Si controla su peso mediante el
vómito o bien la utilización de
diuréticos o laxantes.
● Si pesa poco o tiene poco apetito
y realiza ejercicios extenuantes.

▶▶▶▶▶▶▶▶▶▶▶▶▶▶▶▶▶▶▶▶▶▶▶▶▶

▶▶▶▶▶▶▶▶▶▶▶▶▶▶▶▶▶ **4** ▶¿Sus ataques de ansiedad son provocados por la omisión o retraso de una comida?

▼

SÍ

▼

Las crisis pueden estar provocadas por los bajos niveles de azúcar en sangre (hipoglucemia).
Una dieta antihipoglucémica puede ayudar a nivel físico. Pruebe con una terapia centrada en la nutrición, por ejemplo las de la clase 14. En el contexto de la curación energética, las terapias que son capaces de estabilizar el cuerpo etéreo, como las de las clases 2 y 8, son útiles.

▶**NO**▶ **5** ¿Su problema alimentario se desencadena por el estrés emocional y/o las preocupaciones? ¿La comida le hace «sentir bien»?

▼

SÍ

▼

El comer en exceso, los ataques de ansiedad o los atracones constituyen la manera en que algunas personas combaten los efectos del estrés. Existe una alteración del cuerpo emocional que se filtra al cuerpo físico. La comida provoca un efecto calmante en el cuerpo físico, que temporalmente puede calmar al cuerpo emocional.
Para evitar esta conducta, considere una terapia que le ponga en contacto con el cuerpo emocional y sus necesidades (clases 5, 6 u 11). Las mismas terapias pueden ayudarle a comer menos cuando se sienta estresado. En este caso, la activación del cuerpo emocional suprime el libre flujo de energía en los cuerpos etéreo y físico, que se manifiesta como una pérdida de apetito. Esto último supone una respuesta sana, siempre y cuando el estrés no se convierta en crónico.

▶**NO**▶

vaya a la página siguiente

▶▶▶ Puede que esté realizando una dieta demasiado estricta o unos cambios dietéticos demasiado rápidos. Ni su cuerpo etéreo, ni probablemente su cuerpo emocional, pueden asumir esta velocidad de cambio. Revise su plan dietético. Coma más cantidad en cada comida y coma fruta entre horas.
Las terapias de apoyo del cuerpo etéreo durante un cambio dietético son las de las clases 2, 8 y 14. Las técnicas de la clase 3, de apoyo para todos los cuerpos sutiles, también pueden ser beneficiosas, al igual que las disciplinas de la clase 4. El apoyo psicológico de las terapias de la clase 11 es sobre todo adecuado para controlar las alteraciones del cuerpo emocional provocadas por el seguimiento de la dieta.

Causas médicas de obesidad

Existen pocas enfermedades que provoquen un sobrepeso. La más frecuente es el hipotiroidismo. Si sospecha que, además del problema de peso, sufre una enfermedad, consulte a su médico antes de continuar con esta ficha. Algunos fármacos pueden causar obesidad, por ejemplo algunos antidepresivos, el litio, los corticoides y, para algunas personas, la píldora anticonceptiva. Esto se debe en parte a que los fármacos afectan al metabolismo, pero también tienen tendencia a aumentar el apetito, bien directamente o bien porque la persona se encuentra mejor. Si sospecha que alguno de los fármacos que está tomando le hace aumentar de peso, consulte con su médico. Es posible alterar el tratamiento, pero en ocasiones la única opción consiste en controlar el apetito y seguir una dieta ligera para combatir el problema.

TRASTORNOS ALIMENTARIOS/2

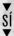

6

¿Su problema alimentario (normalmente ataques de ansiedad o atracones) incluye alguno o la totalidad de los siguientes alimentos: chocolate, pan, galletas o bollería, productos lácteos, dulces?

SÍ

Es típico de una intolerancia alimentaria. Puede tratarse de una alteración en cualquiera de los cuerpos sutiles, pero en último extremo afecta a los cuerpos etéreo y físico. Véase *la ficha* Intolerancias alimentarias (*pág. 180*).

7

▶ **NO** ▶ ¿Tiene «poderes psíquicos» o es hipersensible a las emociones de los demás?

SÍ

Esto puede causarle dificultades con el peso. Es la vía que tiene el cuerpo para proteger al cuerpo emocional de los campos energéticos sutiles del exterior. Los tratamientos o disciplinas capaces de ayudarle a estabilizar el cuerpo emocional harán menos necesaria la protección física (peso) y notará que le es más fácil perder peso. *Considere las técnicas de las clases 3, 4, 11 o 12.*

8

▶ **NO** ▶ ¿Ha analizado seriamente cuánto come? Es decir, ¿ha llevado un diario alimentario durante una semana donde registraba todo lo que comía y sus cantidades?

SÍ

Vaya a la pregunta 9 (inferior)

◀ ◀ ◀ ◀ ◀ ◀ ◀ ◀ ◀ ◀ ◀ ◀

Lleve un diario alimentario durante una semana. Deje que un profesional de la salud le aconseje sobre si su ingesta es exagerada en relación a su talla, edad y actividad.

9

¿Come menos de lo que cabría esperar por su talla, edad o peso?

SÍ

Una vez descartada la existencia de una enfermedad, como las afecciones tiroideas, y si no está tomando fármacos que alteren su peso, tal vez sufra una intolerancia alimentaria (*véase* pág. 180). Es especialmente probable si se siente hinchado. Si evita el/los alimento(s) problemático(s) puede frenar espectacularmente su pérdida de peso.

▶ **NO** ▶ Ha desarrollado hábitos alimentarios que sobrepasan sus necesidades. Para perder peso de forma eficaz y mantener la pérdida de peso, debe cambiar su actitud frente a la comida. *Las técnicas de la clase 11 pueden ayudarle a lograrlo. Considere también las técnicas de la clase 14, ya que le pueden sugerir una dieta específica de acuerdo con sus necesidades, junto con tratamientos que contribuyan al alineamiento de los cuerpos sutiles. Esto le ayudará a sentirse más cómodo en su piel y a ser capaz de adaptarse a un nuevo régimen. Las disciplinas de la clase 4 pueden colaborar a mantenerlo.*

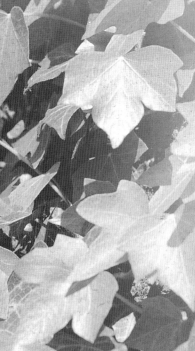

INDIGESTIÓN/1

La indigestión es un síntoma que puede tener muchas causas, desde una simple transgresión dietética, pasando por la hernia de hiato o la úlcera péptica, hasta el cáncer de estómago. La indigestión en personas de menos de 40 años raramente se debe a un cáncer. Sin embargo, cualquier síntoma digestivo persistente o recurrente que no mejora con un cambio dietético o con fármacos sin receta médica debe ser consultado con su médico.

 1

¿Ha iniciado recientemente una medicación nueva?

▶**NO**▶ **2**

¿Está embarazada?

▶**NO**▶ **3**

¿Sucumbe con regularidad a uno o más de los siguientes malos hábitos alimentarios?

▶**NO**▶ *vaya a la página siguiente*

SÍ
▼

Muchos fármacos, en especial los antiinflamatorios no esteroideos y la aspirina, pueden causar problemas digestivos. Consulte con su médico. Quizá deba cambiar su medicación o los momentos en los que la toma. Ésta afecta al organismo. *Siga esta ficha si no mejora con estas medidas.*

SÍ
▼

Los cambios hormonales del embarazo pueden causar síntomas de indigestión. La presión sobre el sistema digestivo, causada por el aumento de tamaño del útero en los últimos meses de gestación, también agrava el cuadro. *Dado que se trata de un proceso natural debe probar un tratamiento de apoyo, basado en buenos hábitos alimentarios o en la* Dieta de Hay *(véase pág. 176). Si esto no funciona, pruebe una terapia de las clases 2, 8 o 14 para trabajar con el cuerpo etéreo y moderar su respuesta a los cambios hormonales.*

- Consumo de tentempiés industriales,
- comer de pie,
- comer mientras trabaja o en su escritorio,
- comer menos de dos horas antes de acostarse,
- comer poco durante todo el día y hacer una gran comida por la noche,
- comer en exceso,
- engullir la comida.

▼
SÍ
▼

Existen muchas causas enteramente físicas para la indigestión. Unos buenos hábitos alimentarios las evitarían. Dado que se trata de un abuso del cuerpo físico, no es correcto utilizar un método curativo para superarlo.
No obstante, una técnica de la clase 11 puede ayudarle a cambiar su actitud respecto a la comida. Ésta actúa sobre el cuerpo mental. Si sigue con el problema una vez haya modificado sus hábitos alimentarios, siga la ficha.

TRATAMIENTOS CONVENCIONALES

El tratamiento de la indigestión ha cambiado de forma radical desde la introducción de los fármacos que previenen la secreción de ácido en el estómago. En sí mismo, este ácido no es necesariamente la causa de la indigestión, ya que se ha descubierto una bacteria, *H. pylori,* responsable de muchos casos.

Además de estos tratamientos, con frecuencia se utilizan los anticuados antiácidos como tratamiento de la indigestión. Son seguros y baratos, pero deben tomarse de forma regular para ser efectivos. Como siempre, los efectos secundarios de estos fármacos, como la diarrea, pueden suponer un problema y los efectos a largo plazo de los fármacos que bloquean la producción de ácido no se conocen bien.

Muchas personas con problemas digestivos consideran que esta indigestión está relacionada con su dieta y que el añadir algo más a la dieta tal vez no sea la mejor manera de aliviar el cuadro. Con frecuencia, la indigestión guarda una relación evidente con el estrés. La desaparición del estrés y una dieta correcta constituyen dos importantes aspectos de la curación energética. Así, mucha gente se dirige a la curación energética para solucionar su problema.

INDIGESTIÓN/2

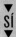

4 ¿Tiene más de 50 años y ha notado gradualmente que no digiere los alimentos tan bien como solía hacerlo?

▶ **NO** ▶

SÍ
▼

Con la edad, el sistema digestivo se vuelve menos eficaz.
Los métodos de la medicina energética, en especial los de las clases 2, 8 y 14, que trabajan en el cuerpo etéreo, pueden ser útiles. Los tratamientos físicos de apoyo, como los suplementos digestivos y la dieta de Hay (véase recuadro pág. 176) son muy eficaces. Pueden contribuir a mejorar el bienestar general, además de mejorar la digestión, aunque su efecto primario va dirigido al nivel físico.

5 ¿Tiene sobrepeso?

▼

SÍ
▼

Los efectos físicos del sobrepeso tienden a empujar el estómago hacia arriba y provocar una hernia de hiato. En primer lugar, intente perder peso; si no lo consigue, a pesar de seguir unos hábitos alimentarios correctos, es probable que sus preferencias alimentarias no sean las adecuadas para usted.
Pruebe una terapia de la clase 14. Ésta le ayudará a descubrir las intolerancias alimentarias escondidas (pág. 180). La dieta de Hay también puede ayudar (véase recuadro pág. 176). Estos enfoques actúan a nivel físico y pueden contribuir a la pérdida de peso, además de mejorar los problemas digestivos.

▶ **NO** ▶

6 ¿Su columna presenta una zona sensible en la misma zona del dolor?

▼

SÍ
▼

Su indigestión puede deberse a una irritación de los nervios que inervan el estómago en el punto donde salen de la médula espinal. Esto se debe a un ligero desplazamiento vertebral que afecta a los nervios.
Con frecuencia, esta situación puede solucionarse mediante una terapia manipulativa de la clase 1.

▶ **NO** ▶ ▶ ▶

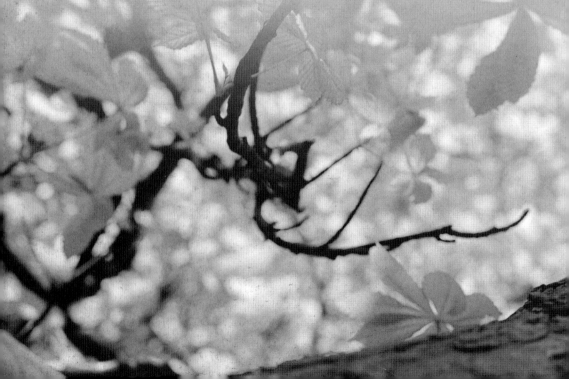

▶ ▶ ▶

¿Nota que algunos alimentos no le sientan bien?

▼
SÍ
▼

Puede ser una indicación de la existencia de una intolerancia alimentaria, a menudo no de los alimentos que parecen sentar mal. Es más probable que implique a alimentos que se toman regularmente, como el pan, el trigo o los productos lácteos.
Considere la posibilidad de seguir una dieta de eliminación con el propósito de identificar los alimentos responsables, bajo la guía de un terapeuta de la clase 14, experto en intolerancias alimentarias. La supresión de alimentos a los que se es sensible elimina el estrés sobre el sistema digestivo y se toleran los alimentos «difíciles de digerir».
La dieta de Hay también puede contribuir a eliminar el estrés sobre el sistema digestivo (véase recuadro pág. 176). Estos cambios actúan primero en el nivel físico. Asimismo, las terapias de las clases 2 y 8 pueden ayudar mediante la estimulación del cuerpo etéreo para que trabaje con mayor eficacia. Esto se filtra hacia el cuerpo físico. Las terapias de la clase 14, centradas en la dieta, igualmente son de utilidad.

▶ NO ▶

¿Siente que sus síntomas están relacionados con la sensación de estar estresado mental, física o emocionalmente?

▼
SÍ
▼

El miedo que genera estrés en el cuerpo emocional dirige la energía del organismo lejos de los procesos físicos de la digestión. Con ello disminuye la eficacia del proceso digestivo. Para apoyarse uno mismo en situaciones de estrés, tome una bebida o una sopa caliente y espere a que le vuelva el apetito para comer. Si este problema es recurrente, pruebe un enfoque psicológico.
Elija una terapia de la clase 11 para ayudarle a relajarse y trabajar con sus sistema de valores (cuerpo mental) y sus emociones (cuerpo emocional). Otras terapias que pueden resultar útiles son las terapias de la clase 3 que afectan al conjunto del sistema de cuerpos sutiles, y las terapias de las clases 2 y 8, que afectan ante todo al cuerpo etéreo, pero influyen sobre los cuerpos mental y emocional. Véase *también la ficha Ansiedad (pág. 130).*

▶ NO ▶

¿Le resulta difícil expresar sus verdaderos sentimientos o aceptar las críticas?

▼
SÍ
▼

Esta situación genera estrés en el cuerpo emocional que se filtra y afecta a los cuerpos etéreo y físico.
Las técnicas psicológicas, como las terapias de la clase 11, son adecuadas para actuar sobre el cuerpo emocional. Los métodos cuyo objetivo es liberar la energía emocional bloqueada en el cuerpo físico pueden resultar incluso mejor. Considere las terapias de las clases 5, 6 o 7.

▶ NO ▶ *vaya a la página siguiente*

INDIGESTIÓN/3

 10

**¿Está ansioso
o deprimido?**

▼

SÍ

▼

Estos trastornos, generados en
los cuerpos mental y emocional,
afectan intensamente al cuerpo
etéreo y, a través de éste, al
cuerpo físico. El nivel
psicológico es el primero donde
se debe actuar.
*Para ayudar al sistema de
valores de los cuerpos
mental y emocional, tenga
en cuenta las terapias
psicológicas de la clase
11. De lo contrario, pruebe
una terapia de las clases 2,
8 o 14, para actuar ante
todo sobre el cuerpo
etéreo y, a través de éste,
sobre los cuerpos mental
y emocional. Las terapias
de la clase 3, que afectan a
todos los cuerpos sutiles,
también son eficaces,
ya que contribuyen
a realinear toda la
existencia con el cuerpo
causal.*

 11

▶ NO ▶ **¿Existe alguna persona
o situación con la que
tiene dificultad para
relacionarse, o con la
que se siente inseguro
o ansioso?**

▼

SÍ

▼

Esta situación provoca estrés en
el centro energético, en el plexo
solar. La alteración se localiza
principalmente en el nivel
etéreo, pero se filtra hasta
el nivel físico en forma de
indigestión. Puede pasar al nivel
emocional y generar temor o ira.
Debe autoprotegerse de la
energía de dicha persona o
situación.
*Las terapias de la clase 11
pueden conseguirlo. Los
métodos curativos de la
clase 3 son beneficiosos:
afectan a todos los
cuerpos sutiles y
restablecen su conexión
con el cuerpo causal.
Un objeto poderoso de la
clase 13 también puede
ser de ayuda.*

▶ NO ▶ *Si ha llegado al final de
esta ficha sin encontrar
una posible causa, vuelva
a consultar a su médico.
Si no se encuentra
ninguna causa física,
inténtelo con las terapias
de las clases 2, 8 o 14.
Su cuerpo etéreo puede
seguir experimentando
los efectos de un antiguo
trauma, y este tipo de
terapias actúa sobre
el cuerpo etéreo para
eliminar esta continua
necesidad de síntomas.
Si esto no funciona, tal
vez necesite mirar con
mayor profundidad en
su interior, ya que la
indigestión puede señalar
que necesita cambiar
su sistema de valores y
el cuerpo mental. Esto es
posible que preceda a
un profundo cambio en
la consciencia de la
existencia. Este tipo
de cambios tienen el
potencial de afectar a
todos los cuerpos sutiles,
al tiempo que al cuerpo
físico. Las terapias más
adecuadas para ayudarle
en este proceso son las
de las clases 3, 7, 11 y 12,
ya que su objetivo es
estrechar la conexión
con el cuerpo causal.*

Dieta de Hay/combinación de alimentos

La combinación de alimentos
se inició con la dieta de Hay,
desarrollada por el doctor Hay en
la década de los veinte. Él consideró
este régimen sencillo para el sistema
digestivo y fácil de asimilar para el
organismo. Sus principios básicos
son:

1. Reduzca los alimentos creadores de
«ácidos» (proteínas y carbohidratos).
2. Elimine los alimentos demasiado
procesados, ya que forman ácidos
excesivos y son fuentes pobres
de vitaminas y minerales.
3. Los alimentos generadores de
«álcalis» (verduras, ensaladas, frutas)
deberían constituir el grueso de la
dieta.

4. Consuma los carbohidratos por
separado, sin las proteínas, ya que
estos alimentos se digieren de manera
distinta, y el mezclarlos provoca
indigestión.

● Algunos seguidores de la dieta de
Hay consideran, además, que las frutas
deberían comerse sólo entre comidas.
● La dieta no se adapta fácilmente a
una dieta vegetariana, dado que las
legumbres y los productos derivados
de la soja no se consideran alimentos
digestivos.
● La dieta es muy útil en aquellas
personas con problemas de peso o
digestivos, o para aquellos que tienen
una sensación generalizada de falta
de energía.

TRASTORNOS DIGESTIVOS/1

SÍNDROME DEL COLON IRRITABLE, ESTREÑIMIENTO, DIARREA, FLATULENCIA, DISTENSIÓN
ABDOMINAL, URGENCIA PARA DEFECAR, COLITIS ULCEROSA Y ENFERMEDAD DE CROHN

El síndrome del colon irritable, con todas sus variaciones, es un trastorno del tracto digestivo, sin efectos graves a largo término. Sin embargo, la colitis ulcerosa y la enfermedad de Crohn son problemas graves y pueden minar en gran medida el estado de salud. Como mínimo al principio, deberá combinar cuidadosamente el tratamiento convencional con las terapias energéticas.

¿Su problema principal es el estreñimiento o los movimientos intestinales ineficaces?

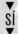

SÍ

Lo más probable es que se trate de una alteración debida sobre todo a un problema a nivel físico, de manera que el ajuste a este nivel, mediante el aumento del aporte de agua y fibra, en especial fruta y verduras, y el aumento del ejercicio, ayudará a solucionar el problema. Tenga también en cuenta la posible medicación que esté tomando, ya que el estreñimiento es un efecto secundario de muchos fármacos (por ejemplo analgésicos y suplementos de hierro). Desde el punto de vista energético se trata de una alteración del cuerpo etéreo. *Pruebe una terapia de las clases 2, 8 o 14. Las terapias de la clase 4 también pueden ser beneficiosas, sobre todo el yoga y el tai chi, porque estimulan los órganos abdominales, además de su efecto sobre los cuerpos sutiles.*

▶ NO ▶

¿Su problema intestinal apareció después de un brote de gastroenteritis, una gripe intestinal o una tanda de antibióticos?

SÍ

Es probable que el problema se localice en el nivel físico, debido sobre todo a una alteración de las colonias bacterianas naturales que se encuentran en el intestino (*véase* el recuadro *Disbiosis intestinal*, pág. 178). La presencia de bacterias extrañas o levaduras provoca una alteración intestinal en el nivel etéreo.
Este problema puede mejorar con homeopatía (clase 8) y con las terapias de la clase 2. Asimismo, las terapias de las clases 3 y 14 pueden ser útiles, mediante la realineación de los cuerpos sutiles, que pueden alterarse por una enfermedad aguda.

▶ NO ▶

¿Su problema intestinal empeora cuando está sometido a una situación estresante que altera su nivel emocional?

SÍ

La exagerada reacción de su cuerpo emocional y probablemente de su cuerpo mental (el estrés activa el sistema de valores del cuerpo mental) se filtra para alterar los cuerpos etéreo y físico. *Considere las terapias de las clases 2, 8 o 14. Aunque éstas actúan sobre todo en el nivel etéreo, deberían tener una capacidad de penetración en el cuerpo emocional suficiente para mejorar la situación de manera global. Si el problema se halla profundamente instaurado en los cuerpos emocional o mental, tal vez resulte más eficaz una terapia centrada en dichos cuerpos. Pruebe una técnica de la clase 11. Con ella podrá controlar mejor el estrés, que también se beneficiará de las terapias de las clases 4 y 6. Por último, las terapias de la clase 3 permiten la realineación de todos los cuerpos sutiles, una alteración por lo general provocada por el estrés.*

▶ NO ▶

vaya a la página siguiente

TRASTORNOS DIGESTIVOS/2

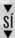 **4**

¿Su problema intestinal apareció durante o después de un período de estrés o de grandes cambios en su vida?

▶ **NO** ▶

SÍ
▼

Esta situación ha provocado una reacción exagerada de su cuerpo emocional, probablemente como resultado de conflictos con los valores contenidos en el cuerpo mental. Esta respuesta emocional no se ha procesado de manera consciente y en cambio se ha filtrado para afectar a los cuerpos etéreo y físico.
Las terapias que se centran en el cuerpo emocional resultarán especialmente beneficiosas, ya que le revelarán cuáles son sus sentimientos escondidos y le permitirán enfrentarse a ellos de manera consciente y sana. Considere las clases 5, 6, 7 u 11, dado que todos sus cuerpos sutiles se pueden haber alterado por el estrés. Son útiles las técnicas de las clases 3 o 12, porque contribuyen a la realineación de todos los cuerpos sutiles.

 5

¿Si es usted mujer, sus problemas intestinales están relacionados con la menstruación?

▶ **NO** ▶

SÍ
▼

El útero se encuentra junto al intestino y puede irritarlo durante la menstruación, y le puede provocar sobre todo diarreas. Asimismo, los cambios hormonales del ciclo afectan al tono muscular general, lo que a su vez afecta a la función intestinal. Su trastorno intestinal es secundario a los cambios físicos y etéreos de su organismo, relacionados con los cambios hormonales.
Véase la ficha Síndrome premenstrual *(pág. 159), ya que sus problemas intestinales forman parte de este complejo sintomático.*

 6

¿Tiene problemas de espalda u otros síntomas, como cefaleas o ciática, que se relacionan con la función de la columna?

▶ **NO** ▶ ▶ ▶ ▶

SÍ
▼

Quizá sufra un desplazamiento crónico de una o más carillas articulares vertebrales, lo que puede alterar los nervios que inervan el sistema digestivo. Es una situación habitual y modifica la función de la conexión entre el intestino delgado y el intestino grueso.
Pruebe una técnica de la clase 1. Se trata de una alteración de los cuerpos físico y etéreo.

Disbiosis intestinal

Una vez se ha establecido un trastorno intestinal, se altera la flora bacteriana natural, ya que no es capaz de tolerar las condiciones intestinales anormales. Ésta es reemplazada por organismos nocivos que toleran el hábitat intestinal alterado. Éstos parece que secretan sustancias químicas que estimulan al intestino para perpetuar esta situación. Para que el tratamiento produzca un efecto a largo plazo en el intestino, es necesario restablecer la flora intestinal normal, ya que ésta secreta sustancias químicas que estimulan la función normal del intestino. Puede ser muy útil complementar cualquier tratamiento energético que se haya elegido con los suplementos adecuados que contribuyan a lograr este objetivo. Existe una amplia gama de opciones, por ejemplo los preparados de acidófilus o lactobacilus, extracto de semilla de pomelo o zumo de aloe vera, así como preparaciones de hierbas. Los suplementos deberían utilizarse de manera continuada durante como mínimo 6 semanas.

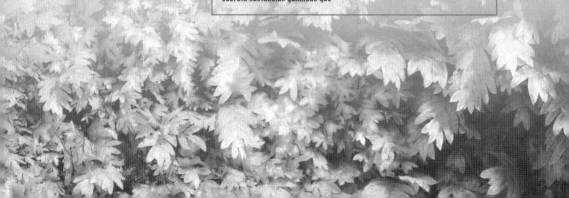

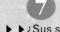

▶ ▶ ▶ ¿Sus síntomas son impredecibles? ¿Evita ciertos alimentos para intentar controlar sus síntomas?

SÍ

▼

Es probable que se trate de una alteración del cuerpo etéreo, que se manifiesta de forma física en forma de intolerancia alimentaria, pero no necesariamente con los alimentos que usted sospecha (*véase* ficha *Intolerancias alimentarias*, pág. 180). Sin embargo, cuidado con restringir en exceso la dieta, ya que puede suponer un problema en sí mismo.

Terapias como las de las clases 2 u 8, que abordan este problema desde el nivel etéreo, pueden evitar el tener que eliminar alimentos. Asimismo, otras terapias que trabajan a más niveles pueden ser beneficiosas, en especial las de las clases 3 y 11, porque la intolerancia alimentaria acostumbra a ser compleja y comprende trastornos en todos los niveles. Este tipo de problemas alérgicos, sobre todo si son extensos, también pueden beneficiarse de las terapias de la clase 9. Los síntomas de base alérgica con frecuencia necesitan un mayor apoyo físico que la simple eliminación del alimento. En este sentido, son eficaces los remedios de la clase 14.

▶ **NO** ▶ *Si ha llegado al final de esta ficha y no ha identificado una causa, pruebe las terapias de las clases 2, 8 o 14, que se centran en el cuerpo etéreo. Si no funciona, mire con mayor intensidad en su interior para descubrir qué representa su problema digestivo, sobre todo en referencia a su sistema de valores y cuerpo mental. Puede presentar dificultades a la hora de realizar cambios en sus valores, que preceden a cambios profundos en la consciencia de la existencia. Este tipo de cambios podría ayudar a todos los cuerpos sutiles al igual que al cuerpo físico. Las terapias que con seguridad le ayudarán son las de las clases 3, 11 y 12.*

ADVERTENCIA

Los problemas intestinales, especialmente los que aparecen en personas de más de 35 años, con presencia de sangre en las heces, son persistentes o provocan malestar general, deben consultarse con el médico antes de considerar un tratamiento alternativo. Acuda a su médico si presenta cualquiera de los siguientes síntomas:

- **tiene más de 40 años y presenta un síntoma intestinal nuevo;**
- **presenta dolor abdominal, diarrea o distensión abdominal constante;**
- **aparece sangre en las heces;**
- **presenta pérdida de peso.**

TRATAMIENTOS CONVENCIONALES

El síndrome del colon irritable es difícil de tratar con la medicina convencional. Con frecuencia se sugieren cambios dietéticos, como el aumento del aporte de fibra, cambiar a fibra que no sea de trigo, evitar los productos lácteos o el exceso de cafeína o alcohol, en lugar del tratamiento farmacológico. Los medicamentos más habituales son los agentes que aumentan el volumen de las heces. Los fármacos principales son los antiespasmódicos, que relajan la pared intestinal. La colitis ulcerosa y la enfermedad de Crohn son menos frecuentes y más graves y precisan de un diagnóstico convencional. En su fase activa, necesitan un tratamiento convencional, ya que pueden poner en peligro la vida del enfermo, aunque se trata de enfermedades crónicas que presentan períodos buenos y malos. Los principales fármacos son los corticoides, los aminosalicilatos, los inmunosupresores, los antidiarréicos y en ocasiones los antibióticos. A veces, es necesaria la cirugía. Muchos de los fármacos pueden causar efectos colaterales.

La enfermedad diverticular tiene el mismo tratamiento que el síndrome del colon irritable, aunque es posible que surjan complicaciones que precisen un tratamiento hospitalario. La enfermedad celíaca se trata sólo con medidas dietéticas, que consisten en una dieta sin gluten. Se trata de un trastorno que dura toda la vida. Si no se ha seguido la dieta, con la edad, existe riesgo de cáncer y linfoma del intestino delgado.

INTOLERANCIAS ALIMENTARIAS/1

¿Ha sufrido una intensa reacción (anafiláctica) a un alimento poco después de comerlo? Esta reacción puede consistir en urticaria, edema o disnea. Incluso cantidades muy pequeñas del alimento desencadenan la reacción.

▼
SÍ
▼

Se trata de una verdadera alergia alimentaria, conocida como «reacción anafiláctica». Puede poner en peligro la vida del individuo y debería consultar con su médico. Es posible que necesite llevar consigo adrenalina por si sufre un ataque. Esta reacción puede modificarse si se utilizan clases de tratamientos que actúan sobre el cuerpo etéreo, que es donde se origina esta reacción. *Tenga en cuenta las terapias de las clases 2, 8 o 14.*

▶ **NO** ▶

a) ¿Los síntomas mejoran espectacularmente cuando elimina de la dieta el alimento sospechoso?

▼
SÍ
▼

b) ¿Ha intentado reintroducir el o los alimentos?

▼
SÍ
▼
▼
▼
▼
▼
▼

c) ¿Es «alérgico» sólo a los productos lácteos? ¿Sus síntomas están relacionados con la digestión?

▼
SÍ
▼

Puede tratarse de una intolerancia al azúcar de la leche (lactosa). *Intente utilizar sustitutos de la lactosa y evitar al máximo los productos lácteos. Muchos adultos pierden su tolerancia infantil a la lactosa, ya que la enzima que la rompe deja de estar presente cuando se hacen adultos. Esto es muy habitual entre los no caucásicos. Si esto no funciona, siga con la ficha.*

▶ **NO** ▶

Antes de seguir con la ficha, debería asegurarse de que los síntomas están relacionados con la alimentación.
Véase *el recuadro* Dieta de eliminación, *pág. 182.*

▼
SÍ
▼

▶ **NO** ▶ Debe hacerlo de esta manera, ya que de otra forma la mejoría podría ser una coincidencia y no tener nada que ver con el alimento (*véase* el recuadro *Dieta de eliminación*, pág. 182). *Una vez hecho esto, vuelva a la ficha.*

▶ **NO** ▶ ¿Cree que su intolerancia alimentaria apareció después de alguna de las siguientes situaciones?
  • Un tratamiento con corticoides vía oral;
  • un tratamiento antibiótico frecuente o prolongado;
  • un parto;
  • una gastroenteritis o una «gripe» intestinal.

▶ **NO** ▶ ▶ ▶ ▶

▼
SÍ
▼

Todas ellas pueden destruir la flora bacteriana natural del intestino grueso, lo que provoca una mayor permeabilidad de la pared intestinal y la posibilidad de desencadenar la intolerancia. *Los suplementos alimentarios y las plantas medicinales (clase 14) pueden resultar eficaces. Otras clases beneficiosas son la 2 y la 8. Si también tiene un problema de espalda, las terapias de la clase 1 pueden ayudar.*

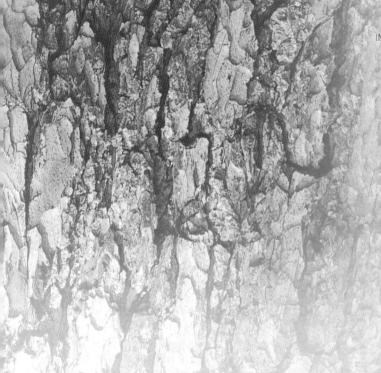

4

▶ ▶ ▶ ¿Sus problemas aparecieron al cambiar de casa (sobre todo si otros miembros de su entorno también sufren de mala salud o alteraciones psicológicas)?

▼
SÍ
▼

Su casa puede estar afectada de estrés geopático. Estas alteraciones de las energías sutiles de su entorno pueden influir sobre el propio cuerpo etéreo, que precipitará las reacciones de hipersensibilidad alimentaria.
Pruebe las técnicas de la clase 9.

5

▶ NO ▶ ¿Ha seguido una dieta vegetariana durante algún tiempo?

▼
SÍ
▼

Los puntales de las dietas vegetarianas (cereales y productos lácteos) tienen una marcada tendencia a provocar intolerancias alimentarias. Además, la restricción de alimentos disponible, si se eliminan estos productos al igual que los productos de origen animal, puede aumentar el problema, ya que puede hacerse cada vez más sensible a los alimentos que está consumiendo. *Las terapias que actúan en el cuerpo etéreo, como las de las clases 2, 8, 11 y 14, pueden ser beneficiosas.*

6

▶ NO ▶ Por regla general, ¿es usted muy sensible a su entorno y a la presencia de los demás? ¿Esta situación le provoca tensión emocional?

▼
SÍ
▼

Esta hipersensibilidad puede extenderse también a los alimentos. Es importante que refuerce los límites de su campo energético, sobre todo los emocionales.
La psicoterapia de la clase 11 y los métodos curativos de la clase 3 pueden resultar eficaces. También puede necesitar apoyo para su cuerpo etéreo. Las terapias de las clases 2, 8 y 14 son útiles, tanto en el nivel etéreo como en el emocional. Asimismo, las técnicas de la clase 13 podrían contribuir a esta protección.

▶ NO ▶ *vaya a la página siguiente*

INTOLERANCIAS ALIMENTARIAS/2

¿Ha estado expuesto a niveles elevados, o bajos y constantes, de tóxicos ambientales, como pesticidas organofosfatados o sustancias químicas en el trabajo?

SÍ

Estas sustancias químicas dañan el sistema inmunitario y, de esta manera, desencadenan una hipersensibilidad alimentaria y ambiental. Afecta principalmente a los cuerpos etéreo y físico. Pueden ser útiles las terapias que refuerzan el sistema inmunitario.
Considere las terapias de las clases 2, 8 y 14.

► NO ►

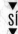

¿Le es difícil enfrentarse a los cambios en su rutina o estilo de vida?

SÍ

El miedo, con frecuencia unido a una necesidad de control, puede afectarle, no sólo emocional sino también físicamente, y provocarle la intolerancia alimentaria. Esta hipersensibilidad afecta tanto al cuerpo emocional como al etéreo, e incluso al cuerpo mental.
Considere los métodos de la clase 3 para conectar con su cuerpo causal y, así, hacer desaparecer el miedo. Si tiene dificultad para expresar físicamente las emociones, las terapias de las clases 5 y 6 pueden serle de utilidad.

► NO ►

Si no es capaz de encontrar una razón de por qué sufre alergias alimentarias, acuda a su médico para asegurarse de que no existe una causa física. Muchos médicos convencionales se muestran escépticos en cuanto a la existencia de las alergias alimentarias, por tanto, es importante verificar que uno o más alimentos son la causa del problema. Por otra parte, existen algunos terapeutas de la medicina complementaria que consideran que numerosos síntomas se deben a una hipersensibilidad alimentaria o química. Tenga cuidado en no descartar demasiados alimentos sin una supervisión profesional. Si a pesar de todo presenta una intolerancia alimentaria, existirá una causa subyacente, tal vez relacionada con una necesidad interna de cambios en la consciencia que emergen de su conexión con el cuerpo causal. Para ello, deberá cambiar su sistema de valores, que se relaciona con el cuerpo mental. Los cambios a este nivel pueden filtrarse a través de los restantes cuerpos sutiles hasta el cuerpo físico, y así aliviar la alergia alimentaria. Las terapias más apropiadas son las de las clases 3, 7, 11 y 12.

Dieta de eliminación

Para comprobar si un alimento es la causa del problema, elimínelo por completo de la dieta durante 2-4 semanas. Al finalizar este período, reintroduzca el alimento en la dieta en cantidades normales. Compruebe si reaparecen algunos de los síntomas. Proceda así durante una semana antes de decidir si el alimento no le sienta bien. Debe excluir TODOS los productos que contienen el alimento que está comprobando. Los alimentos que provocan hipersensibilidad con mayor frecuencia son los lácteos, el trigo, las levaduras, los azúcares y la cafeína, pero cualquier alimento que se consuma con regularidad puede ser el problema.

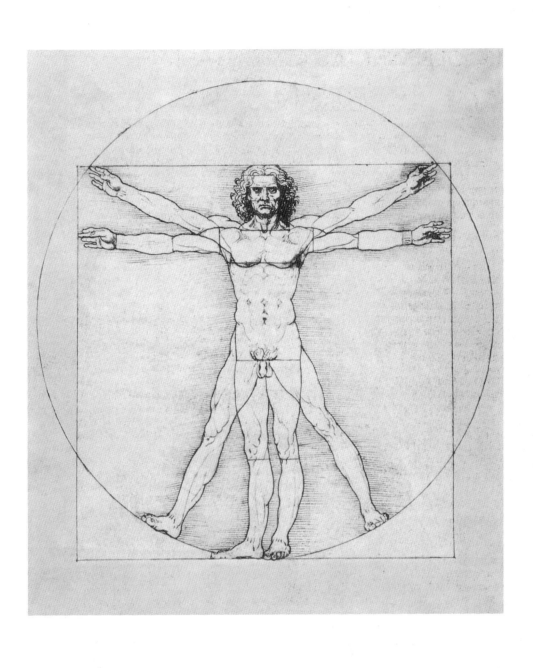

DIRECCIONES

Asociación de Medicinas Complementarias
Prado Torrejón, 27
28224 Pozuelo de Alarcón
(Madrid)

Asociación Española de Medicina Natural
Apartado de Correos 6164
28080 Madrid

Asociación Española de Escuelas de Salud y Medio Ambiente
Apartado de Correos 3073
41080 Sevilla

Asociación Española de Medicina de la Danza
Cardenal Cisneros, 30
28010 Madrid

Asociación Profesional de Terapeutas Florales y Vibracionales
Valencia, 356
08009 Barcelona

Academia Médico Homeopática de Barcelona
Aragón, 186, 2.º 1.ª
08011 Barcelona

Instituto de Shiatsu
Verdi, 108
08012 Barcelona

Fundación Europea de Medicina Tradicional China
Berlín, 16
08014 Barcelona

GLOSARIO

Aura
Campo de energía que rodea el cuerpo. Incluye todas las áreas del campo, pero los cuerpos etéreo y emocional más internos son los más fáciles de distinguir.

Chakra
«Rueda» en sánscrito. Considerada como una luz que gira y relaciona los cuerpos sutiles y los conecta con el cuerpo físico. Se consideran centros de energía o vórtices energéticos dentro de los cuerpos sutiles.

Chi
Término chino aplicado a la energía universal que subyace al universo físico. Nuestros cuerpos están formados de *chi*, éste los anima, y es necesario el flujo libre del *chi* para que exista una buena salud.

Cuerpo astral
El cuerpo emocional.

Cuerpo causal
Parte más externa del campo energético, conectada con el campo de energía universal o «divino» o superego; fuente de intuición e inspiración.

Cuerpo de salud
El cuerpo etéreo.

Cuerpo emocional
Zona del campo energético del organismo situada entre los cuerpos etéreo y mental. Relacionado con nuestro estado emocional; parte

de nosotros mismos que se cree es capaz de separarse del cuerpo físico, como al soñar o en las experiencias de «salir del cuerpo».

Cuerpo etéreo
Parte más interna del campo de energía del organismo. Unido estrechamente con el cuerpo físico, las alteraciones en este nivel se corresponden con problemas en el cuerpo físico. Puede estar unido con un anteproyecto del cuerpo físico que forma un campo de fuerza dentro del cual se condensa el cuerpo físico.

Cuerpo mental
La zona del campo energético que rodea al organismo que se encuentra por encima del cuerpo emocional y por debajo del cuerpo causal. Es la zona influida por nuestros pensamientos y creencias.

Cuerpos sutiles
El campo de energía formado por capas que impregna y envuelve el cuerpo físico. Se cree que está formado de frecuencias progresivamente más refinadas, que se encuentran más allá de lo mensurable. Las diferentes bandas de frecuencias forman los cuerpos sutiles, cada uno de ellos con propiedades distintas y todos esenciales para el desarrollo y mantenimiento de la existencia humana en su totalidad.

Fuerza vital

Lo que anima a los organismos vivos. Sus equivalentes orientales son aspectos del *chi* (China), del *qui* o *ki* (Japón) y del *prana* (sánscrito). *Véase* también fuerza vital universal.

Fuerza vital universal

La energía básica que compone todo el universo manifiesto, que se encuentra detrás de todo aquello de lo que somos conscientes. Es equivalente al *chi* y al *prana* de las filosofías orientales. Cuando anima a un organismo vivo, se convierte en fuerza vital.

Kundalini

Energía sutil, al parecer localizada en la raíz del *chakra*. Puede subir a través de los *chakras* y alcanzar la corona en último extremo. En cada *chakra* se da transformación. En la corona se alcanza la iluminación. Aunque liberadora, sus efectos pueden ser traumáticos.

Medicina convencional

Práctica médica moderna basada en la farmacología y la cirugía.

Meridianos

Vías de flujo de energía que se extienden a lo largo de la superficie del cuerpo y a través de los órganos internos. La estructura energética sobre la que se basa la medicina oriental y las técnicas relacionadas con ésta.

Prana

En sánscrito «aliento de vida». La fuerza vital que permite la existencia de todas las cosas. Equivalente al *chi*.

Sánscrito

Una lengua antigua, base de muchas lenguas modernas. Los textos sagrados hindúes están escritos en sánscrito. El más antiguo de entre ellos es el Veda, de más de 4.000 años de antigüedad.

Veda

Antiguos textos espirituales, escritos en sánscrito, que contienen las enseñanzas fundamentales del hinduismo, el *ayurveda* y el yoga. Probablemente es también la fuente a partir de la cual se desarrolló el taoísmo y la medicina tradicional oriental. Asimismo, se cree que las raíces de las religiones y del pensamiento filosófico occidentales pueden haber recibido su influencia.

Yin y *yang*

Polarizaciones negativa y positiva de la fuerza vital, el *chi*, que compone el universo manifiesto. Todas las cosas contienen *yin* y *yang* en proporciones variables. El proceso de la vida requiere un constante reajuste del equilibrio entre ambos.

Yo superior

El cuerpo causal.

ÍNDICE

Agradecimientos de la autora

Me gustaría mostrar mi agradecimiento a los siguientes profesionales por el tiempo y experiencia que me dedicaron tan incondicionalmente, con el fin de que pudiera describir sus técnicas de manera correcta. Muchos ya eran amigos antes de empezar y otros lo son desde entonces. Espero haber hecho justicia a su trabajo.

Sonia Allen-Wall (yoga, *pranayama*, reflexología); doctor Graham Barrowcliffe (hipnoterapia); Jill Bird (entrenamiento autogénico); Danny Blythe (*tai chi*); David Bolton (*chi kung*); Smadar Bronzi (eurritmo); Enid Button (curación espiritual); John Bullock (*feng shui*); James d'Angelo (sonoterapia); Ann Casement (psicoanálisis de Jung); Andrew Chevallier (fitoterapia); Paul Cohen (balance cero); Theolyn Cortens (oración); Carol Crowell (toque terapéutico); doctor Jyoti Dattani (*ayurveda*); doctor Allyn Edwards (quiropraxia); doctor Michael Evans (antroposofía); Ron George (radiestesia); Kardien Gerbrands (masaje biodinámico); Theo Gimbel (cromoterapia); David Glassman (técnica de Alexander, programación neurolingüística); Jonathan Horowitz (chamanismo); Avril Jacques (aromaterapia); Margot Messenger (renacimiento); Nicola Morgan (*shiatsu*); Terry Moule (naturopatía); Garet Newel (método de Feldenkrais); Chris Robinson (kinesiología aplicada); Lynda Rolfe-Boulton (cristaloterapia); Alan Rudolf (Rolfing®); Leo Rutherford (danza de los cinco ritmos); doctor David Scott (meditación); Dale Spence (osteopatía); Ian Spiers (*reiki*); Keith Turner (asesoramiento de reevaluación); doctor Philip Vernon (acupuntura, fitoterapia china); Patrick Vickerman (radiestesia).

De una manera u otra, muchos de mis amigos me ayudaron a hacer este libro; y no les estoy agradecida sólo por su amistad, sino también por su constante interés y apoyo. Un agradecimiento especial a Ann Casey, Joy Cole, Joanna Cross, Greg Fladager, doctor Peter Griffith, John Patmore, Jennie Powell, Martyn Rudin y Sue Washington por sus consejos, el material prestado y las fuentes.

Hay una persona que se merece un reconocimiento especial: Cathy Meeus. Gracias a su amistad se ha podido escribir este libro. Me gustaría mostrar agradecimiento a mis editores, Jo Godfrey Wood y Katherine Pate, no sólo por su labor editorial, sino también por sus ánimos y constancia durante el proceso de producción de este libro.

Créditos de las fotografías

pág. 2 CERN/Science
Photo Library (SPL);
pág. 12 SPL/K. Kent;
pág. 13 SPL/H. Dakin;
págs. 18-19 Delilah Dyson;
pág. 23 SuperStock;
pág. 24 Delilah Dyson;
pág. 28 CERN/SPL/Patrice
Loiez; pág. 34 SPL/doctor
Yorgos Nikas; pág. 39
Telegraph Colour
Library; pág. 42 Roland
Sheridan/Ancient Art
and Architecture;
pág. 43 Durham University
Library; pág. 44 Ancient
Art and Architecture;
pág. 47 Gaia Books;
pág. 51 Delilah Dyson;
pág. 55 Gaia Books/Steve
Teague; págs. 60-61 Gaia
Books/Steve Teague;
pág. 64 Delilah Dyson;
pág. 68 Gaia Books/Fausto
Dorelli; pág. 70 Gaia
Books/Philip Dowell;
pág. 76 Gaia Books/Fausto
Dorelli; págs. 80-81
Cliché Musées Nationaux/
Documentation
Photographique de la
Réunion des Musées
Nationaux; pág. 83 Gaia
Books/Doug Baillie;
págs. 94-95 Gaia Books/
Philip Dowell; pág. 96
Gaia Books/Fausto Dorelli;
págs. 101, 107 Delilah
Dyson; pág. 116 Gaia
Books/ Fausto Dorelli;
págs. 118-154 Gaia Books/
Steve Teague; pág. 155
Gaia Books/Justin
Pumfrey; págs. 156-182
Gaia Books/Steve Teague;
pág. 183 SuperStock.

Agradecimientos del editor

Gaia Books quiere
agradecer a las siguientes
personas su ayuda en la
producción de este libro:
Anne Brabyn
(bibliografía), Lynn
Bresler (índice y lectura
de pruebas), Owen Dixon
(diseño y ayudante de
producción), Max Drake,
Delilah Dyson
(fotografía), Mark Epton
(ayudante de diseño);
Tamsin Juggins
(introducción de datos),
Deborah Pate
(introducción de datos),
Mary Pickles (lectura de
pruebas), Helena Petre
(introducción de datos),
Steve Teague (fotografías
de la tercera parte),
Colette Wilson (búsqueda
de imágenes).